V&R

Gewidmet der analytischen Beziehung,
ihrem großen menschlichen Entfaltungsraum,
ihren ordnenden, Halt gebenden Grenzen

Regine Alegiani

Die späte Suche nach Grund

Eine analytische Psychotherapie
im höheren Alter

Vandenhoeck & Ruprecht

Bibliografische Informationen der Deutschen Nationalbibliothek

Die Deutsche Nationalbibliothek verzeichnet diese Publikation in der Deutschen Nationalbibliografie; detaillierte bibliografische Daten sind im Internet über http://dnd.d-nb.de abrufbar.

ISBN 978-3-525-40151-4

Umschlagabbildung: Paula Modersohn-Becker, Moorgraben. Um 1900/02

Satz: Punkt für Punkt GmbH · Mediendesign, Düsseldorf
Druck und Bindung: ⊕ Hubert & Co, Göttingen

Gedruckt auf alterungsbeständigem Papier.

Inhalt

Vorwort

Wie wird eine psychoanalytische Therapie im höheren Lebensalter gestaltet und erlebt? Was kann sie verändern, welche inneren Prozesse setzt sie in Gang und was bewirken Erinnern und Durcharbeiten? Der vorliegende Buch von Regine Alegiani gibt auf diese Fragen eindrucksvolle Antworten – nüchtern, reflektierend und berührend zugleich.

Was geschieht mit der Vergangenheit durch unseren deutenden und aneignenden Umgang, fragt Jörn Rüsen (2003). Der hier gewählte Zugang beginnt mit dem langen Weg in die analytische Therapie, dem Eingeständnis, dass nur durch Klärung und Verständnis früherer Erfahrungen und Konflikte das heutige Erleben verändert und erleichtert werden kann. Die biographischen Notizen beleuchten eine Kindheit in der Kriegs- und Nachkriegszeit mit verstörenden und belastenden Ereignissen mit den Folgen eines Verlustes an Vertrauen und Halt und einer – wie die Autorin schreibt – quälenden, die späteren Beziehungen vergiftenden Neid- und Hassproblematik.

Wie ausgeprägt sich die Folgen der Kriegs- und Nachkriegswirren für die Betroffenen häufig erwiesen, blieb lange Zeit tabuisiert. Lorenz (2003) berichtet über eine Studie der Universität Leipzig, die repräsentativ die seelischen Folgen des Zweiten Weltkriegs erforscht. Danach leiden jede 5. Frau und jeder 10. Mann der Befragten an Angstattacken, weil sie ausgebombt worden sind. Außerdem fühlten sich die Interviewten der Studie öfter nervös, niedergeschlagen oder entmutigt. Die Menschen, die ihre Heimat verlassen mussten, klagen häufiger über Depressionen. Sie leiden an eingeschränkter Lebensqualität und Vitalität. Die Vorstellung, der Krieg sei spurlos an ihnen vorbeigegangen, sei nicht haltbar: Die Davongekommenen werden nie vergessen, was ihnen widerfahren ist. Und auch wenn sich Frau Alegiani gegen blinde Schuldzuweisungen wehrt, die auch später noch an die Eltern oder andere wichtige Bezugspersonen gerichtet werden, um sich selbst zu entlasten, vermittelt uns ihr Blick zurück, wie im therapeutischen Prozess Erinnerungen an krankmachende Erfahrungen und frühere Verluste bewältigt und durchgearbeitet werden können.

Wie es dem knappen Text gelingt, Biographisches mit Aktuellem zu verknüpfen und in der Beschreibung der therapeutischen Arbeit sichtbar zu machen, nimmt den Leser gefangen, erweitert seine Kenntnisse über psychotherapeutische Prozesse im Alter und bereichert ihn emotional. Vielleicht ist der wichtigste Aspekt dieses Berichts, dass er die Reichweite psychoanalytischen Handelns und Erlebens neu vermisst und erweitert. Psychoanalyse und Altern schließen sich nicht aus, verlangen aber eine veränderte Haltung, sowohl von Seiten der Therapeuten als auch der sie aufsuchenden Patienten. Nach Radebold (2002) liegt die ungenügende Versorgungsrealität im deutschsprachigen Raum größtenteils an der Abwehrhaltung der über den Behandlungszugang bestimmenden Psychoanalytiker, einer Haltung, die in Unkenntnis, in Widerständen gegen die Auseinandersetzung mit den bedrohlichen und beschämenden Aspekten des Alters, in Widerständen gegen die Konfrontation mit der individuellen, historischen und kulturellen Vergangenheit sowie schließlich in Ängsten vor und Erwartungen an das eigene Altern in der Übertragungskonstellation wurzelt. Die häufige Skepsis, ob sich die Behandlung Älterer überhaupt noch lohne, beruht zum Teil auch darauf, dass die bisherigen Generationen von

Therapeuten während ihrer psychoanalytischen Ausbildung Entwicklung als ein ausschließlich auf Kindheit und Jugendzeit bezogener Prozess vermittelt wurde. »Die dann folgende Erwachsenenzeit ermöglichte Veränderungen somit lediglich aufgrund von nachgeholten Entwicklungsschritten infolge einer durchgeführten Behandlung. Für das eigene Alter (meist als kurzer Abschnitt verstanden) wird von vielen als mögliches, sich zugestandenes und in der Phantasie auch hoch besetztes Entwicklungsziel das Erreichen von Abgeklärtheit/ Weisheit (teilweise bei angestrebtem sozialem Rückzug) gewünscht. Gefürchtet wird der anhaltende und in Abbau mündende ›Niedergang‹ nach dem Höhepunkt der Lebenskurve (Lebensmitte um 50). Wunsch und Befürchtung spiegeln frühere ›klassische‹ Entwicklungsmodelle wider; sie werden zusätzlich durch die jeweils individuellen Erfahrungen mit chronologisch älteren beeinflusst« (Radebold, 2002, S. 1052).

Auch hier werden wir durch den Bericht eines besseren belehrt: Es gelingt der Autorin, uns zu verdeutlichen, wie sich Lebensthemen fortsetzen, neu stellen, Konflikte und Wünsche hinzutreten und Verstrickungen gelöst werden können. Insofern werden potentielle Therapeuten und Patienten gleichermaßen ermutigt, unabhängig vom Alter einen Blick zurück zu wagen, der »nicht mehr nur als Zuflucht zu einer als glücklich phantasierten Kindheit oder quälende Wiederholung einstiger Verwundungen verstanden wird, sondern als lebensgeschichtliche Quelle, aus der Abschied möglich wird und Zuversicht in die Gegenwart entstünde, ohne zu entwerten und preiszugeben, was das Leben geprägt hat. Es schärfte sich zugleich der Blick für das Unabgeschlossene, stets Offene allen Verstehens« (S. 125).

Wie lassen sich lebensgeschichtliche Quellen aber im Alter erschließen? Ermann und Mitarbeiter (2007) gingen der Frage nach, ob die Kriegsthemen in Psychotherapieberichten von Angehörigen der Geburtsjahrgänge 1936 bis 1945 genannt werden. Ihre Ergebnisse belegen, dass in ca. der Hälfte der Erstberichte Kriegsthemen explizit bei der Beurteilung der Psychodynamik und bei der Behandlungsplanung Berücksichtigung finden. Bei knapp einem Viertel der Berichte kommen solche Themen überhaupt nicht vor. Bei einem weiteren Viertel bleiben sie »stumm«, das heißt, sie werden zwar als Fakten benannt, spielen aber für die Beurteilung und die Behandlungsplanung keine Rolle. Die Autoren vermuten, dass diese Erfahrungen im Rahmen der Abwehrdynamik verleugnet werden. Es findet eine Art Anpassung an das Schweigen der älteren Generation statt. Von Seiten der Behandler spielten dabei oft »blinde Flecken« in der Gegenübertragung eine Rolle, »die durch eigene Traumatisierungen als Kriegsteilnehmer oder als Kriegskinder hervorgerufen worden sind« (S. 190). Insofern liegt die Schlussfolgerung nahe, dass die Verleugnung des Schicksals als vom Krieg und der NS-Zeit Betroffene als ein Wesensmerkmal dieser Generation anzusehen ist. »Sie betrifft sowohl Patienten als auch Psychotherapeuten. Es ist anzunehmen, dass die Verleugnung in vielen Lehranalysen und Lehrtherapien bei Angehörigen der Kriegsgenerationen nicht ausreichend reflektiert und aufgelöst werden konnte. Es handelt sich also um ein unreflektiertes, transgenerationales Übertragungsphänomen, indem sich die Sprachlosigkeit in den deutschen Familien bis in die psychotherapeutische Praxis hinein fortgesetzt hat« (S. 191). Hinzu kommt, dass die im Alter notwendige, weil durch zunehmende Verluste und Einschränkungen hervorgerufene Trauer und die damit verbundene Trennung von Idealen, insbesondere in betagtem Alter zu einem fortschreitenden Prozess der Verinnerlichung und Identifizierung führt (Peters, 1998, S. 255).

Die Autorin geht sehr offen mit ihrer klinischen Diagnose um, schildert sie ohne alle Umschweife und betont, dass sie sich nicht für ihre Borderline-Störung verantwortlich fühlt, wohl aber für sich und die beabsichtigte Veränderung im therapeutischen Prozess. In der Beschreibung und Reflexion des Behandlungsverlaufs wird deutlich, dass ihre Fortschritte auf einem verlässlichen Bündnis zwischen ihr und dem Therapeuten beruhen. Hierzu führen Bateman und Fonagy (2008) aus, »dass sich das Beziehungsbündnis allmählich entwickelt und auf Empathie und Validierung beruhe, auf Verlässlichkeit und auf der Bereitschaft zuzuhören: Hoffnung angesichts von Feindseligkeit, beruhigende Zuversicht bei emotionalem Aufruhr und ein von Grund auf menschliches Verhalten sind ebenfalls notwendig, damit das Beziehungsbündnis die Höhen und Tiefen der Behandlung überleben kann« (S. 258). Empathie und Validierung scheinen auch die wichtigen Elemente, die Grenzen und Halt vermitteln und über Auf- und Abschwünge hinweghelfen. Alegiani spricht von Ruhe und Gelassenheit, die es ermöglichten, Dingen Kontur zu geben und Einsichten zu vertiefen. So kann sie die analytisch ausgerichtete therapeutische Arbeit als ein wirksames Verfahren erleben, das zu klaren, vielleicht auch furchtloseren Eigen- und Fremdwahrnehmungen führt.

So veranschaulicht das Buch aufs Schönste, welche Veränderungen die Psychoanalyse im Alter bewirken kann, wie es gelingt, seelische Kräfte in der therapeutischen Beziehung zu entwickeln und die Erinnerung an krankmachende Erfahrungen zu bewältigen. Und dass ein solcher Prozess unabhängig von einer schwerwiegenden Diagnose möglich ist und nachfühlbar in einer klaren Sprache beschrieben werden kann, die es dem Leser ermöglicht, daran teilzuhaben. Das Ende des analytischen Prozesses – so Cremerius (1981) – ist der Punkt, »an dem der Patient als Autor seines Lebens einen neuen Roman beginnt. Dieser unterscheidet sich von den bisherigen Entwürfen dadurch, dass er weniger Mythos über die

Urzeit, sondern mehr ein Entwurf auf die Zukunft hin ist, er ist weniger Wunschdenken, sondern mehr erwachsen auf den Erfahrungen der bisher erlebten Geschichte, also mehr dem Realitätsdenken unterworfen; er ist weniger autistische Kreation aus innerseelischen Notwendigkeiten, sondern mehr eine Aktion aus der dialogischen Begegnung mit einem anderen Menschen. In diesem Sinne gleicht die endliche Konstruktion der biographischen Wirklichkeit im analytischen Prozess dem Ende eines Entwicklungsromans, an dem der Held sich nach langen Lehr- und Wanderjahren als der erkennt, der er zukünftig sein möchte. Das kann aber nicht heißen, dass nun keine neue Entwicklung mehr statthaben wird, dass nun ›die Wahrheit‹ endgültig gefunden ist. Im Gegenteil! Jetzt beginnt ein neues Abenteuer: Was macht der Mensch aus dem, was er im analytischen Prozess als eine Wirklichkeit erkannt und erfahren hat?« (S. 32).

Dieses Buch vermittelt ein solches Abenteuer der Selbstfindung, die zu Beginn alles lähmende Angst vor dem Misslingen wird geringer und wir nehmen daran teil, wie sich die Autorin durch erlebte Misserfolge und inneres Schweigen von ihrem Ziel einer furchtloseren Eigen- und Fremdwahrnehmung nicht abbringen lässt. Zwischen biographischem Rückblick und der antizipierenden Hoffnung auf ein befriedigendes Ende der Therapie findet sie einen Zugang zu einem Gefühl von Lebenserfüllung trotz täglich stärker wahrgenommener Begrenzung und der durch sie ausgelösten Trauer. Sich den lebensgeschichtlichen Wurzeln zu stellen, führt nicht zur Resignation und dem Gefühl, determiniert zu sein, denn rückwirkend wird klar – so André Gorz – »dass die Jugend eine geringere Konditionierung und eine geringere Determination der Zukunft durch die Vergangenheit ist« (1980/2008, S. 377). Und so gelingt es Frau Alegiani, die destruktiven Gefühle und das tief verankerte Empfinden des Mangels und die von ihr beklagte Arbeitshemmung, Schreibstörung und Sprachzerstörung zunehmend aufzulösen. Da die Erinnerungen, wie Edelman (1995) ausführt, niemals nur simple Aufzeichnung oder Reproduktionen darstellen, sondern einen aktiven Prozess der Rekategorisierung – der Rekonstruktion und Phantasietätigkeit –, führt die Erinnerungsarbeit zu einem neuen Bild von sich selbst, der Welt und der Zukunft. Doch hierzu bedarf es der Sprache, die sich ihr zunehmend verweigerte, gegen deren übertriebene Ästhetik und Künstlichkeit sie Widerwillen und Ekel entwickelte. In dem Maße, wie die Angst vor dem Misslingen abnimmt, gewinnt sie ihre Sprachmächtigkeit und kommunikative Kraft zurück und damit eine neue Form von Identität (Faes, 2007, S. 121). Dass die Autorin uns an diesem Prozess so nachdrücklich teilhaben lässt, macht Mut, sich den eigenen Konflikten und Entwicklungsaufgaben im Alter zu stellen.

Gerd Lehmkuhl

Literatur

Bateman, A.W., Fonagy, P. (2008). Psychotherapie der Borderline-Persönlichkeitsstörung. Gießen: Psychosozial-Verlag.

Cremerius, J. (1981). Die Konstruktion der biographischen Wirklichkeit im analytischen Prozess. In J. Cremerius, W. Mauser, C. Pietzcker, F. Wyatt (Hrsg.), Freiburger literaturpsychologische Gespräche, Bd. 1 (S. 15–37). Frankfurt a. M.: Lang.

Edelman, G. M. (1995). Göttliche Luft, vernichtendes Feuer. Wie der Geist im Gehirn entsteht. Piper: München.

Ermann, M., Hughes, M.-L., Katz, D. (2007). Kriegskindheit in Psychotherapieberichten. Forum Psychoanalyse 23: 181–191.

Faes, U. (2007). Liebesarchiv. Frankfurt a. M.: Suhrkamp.

Gorz, A. (1980/2008). Der Verräter. Zürich: Rotpunktverlag.

Lorenz, H. (2003). Kriegskinder. Das Schicksal einer Generation. München: List.

Peters, M. (1998). Narzisstische Konflikte bei Patienten im höheren Lebensalter. Forum Psychoanalyse 14: 241–257.

Radebold, H. (2002). Psychoanalyse und Altern oder: Von den Schwierigkeiten einer Begegnung. Psyche – Z. Psychoanal. 56, 1031–1060.

Radebold, H. (Hrsg.) (2004). Kindheiten im Zweiten Weltkrieg und ihre Folgen. Gießen: Psychosozial-Verlag.

Rüsen, J. (2003). Kann gestern besser werden? Der blaue reiter. Journal für Philosophie 18: 6–10.

Ist eine Versöhnung denkbar zwischen dem Menschen der Nähe und denen der Ferne? Dazu bedürfte es dessen, dass das Leben eines Menschen, gleichsam der Zerstörung trotzend, die größte ihm erreichbare Fülle erlangte, nach dem Rat des Pindar, »das Feld des Möglichen zu erschöpfen«, ohne dass er sich ermächtigt fühlte, deshalb das Unmögliche, das Unbekannte zu verachten, zu leugnen. <u>Er gäbe Grenzen zu, ohne sich auf immer darin einzuschließen, vorläufige Grenzen, oder durchlässige, oder unversehens veränderliche.</u> Er rühmte sich nicht, die Götter gestürzt zu haben; er hätte eine ferne Hoffnung, sie wiederzufinden, anders, undenkbare immer, wenn die Arbeit des Möglichen einmal getan ist – wie man das Licht des Abends empfängt.

(aus: Philippe Jaccottet, Landschaften mit abwesenden Figuren)

Der lange Weg in die analytische Therapie

Im Frühjahr 2004 – am Beginn meines 69. Lebensjahres – entschloss ich mich zu einer analytischen Psychotherapie. Die Arbeit – über drei Jahre hinweg zwei Sitzungen pro Woche und seither wöchentlich eine Sitzung – neigt sich nun, nahe dem Beginn meines 74. Lebensjahres, langsam dem Ende zu.

Was führt einen Menschen in diesem Alter in eine so grundlegende, oft quälende, unter menschlichen und intellektuellen Gesichtspunkten allerdings als beglückend und bereichernd erlebte Arbeit an sich selbst?

Ich berichte im Folgenden über eine Erfahrung aus nichtfachlicher, das heißt persönlicher Sicht und möchte auf diese Frage unter drei unterschiedlichen Blickwinkeln antworten, die mich bei meiner Entscheidung geleitet haben:

– Mir war eine seelische Grunderkrankung aus der frühen Kindheit bewusst, die die Richtung bedeutsamer Lebensentscheidungen und meine menschlichen Beziehungen in belastender Weise beeinflusste. Trotz meiner Bemühungen in mehreren vorangegangenen, nichtanalytischen Therapien hatte sie sich nicht beheben lassen.

– 1936, als ältestes von fünf Kindern, geboren, bin ich ein sogenanntes Kriegskind, das heißt, die persönliche Entwicklung vollzog sich in den entscheidenden Jahren vor dem Hintergrund des Zweiten Weltkrieges und der schwierigen Nachkriegsjahre.

– Und schließlich gehöre ich zum Kreis derer, die sich am Ende ihres Lebens angekommen sehen. Ich erlebe das Altern als einen Lebensabschnitt, in dem ich Bilanz ziehe und ein wachsendes Bedürfnis nach Klarheit und Geordnetheit empfinde. Ab einem bestimmten Zeitpunkt sah ich mich nicht mehr in der Lage, den inneren Zustand, in dem ich mich befand, hinzunehmen.

Ich werde nicht allgemein über Psychotherapie im Alter sprechen, sondern den Bericht ausdrücklich beschränken auf eine analytische Psychotherapie. Ich möchte das begründen:

Der inzwischen hinter mir liegende Teil langjähriger therapeutischer Arbeit ist für mich zu einem tiefen, meine bisherigen Haltungen und scheinbaren Selbstverständlichkeiten nachhaltig beeinflussenden Erlebnis geworden, und es ist unmittelbar verbunden mit dem psychoanalytischen Denkansatz und der analytischen Vorgehensweise.

Der Entschluss, in dieser Form noch einmal Hilfe für die Klärung meiner Konflikte zu suchen, war bedingt durch die mich belastende Erfahrung, dass vier vorangegangene tiefenpsychologisch orientierte Therapien von jeweils zwei- bis dreijähriger Dauer, die sich über einen Zeitraum vom jungen Erwachsenenalter bis zu einem Alter von etwa 64 Jahren hinzogen, mir keine wesentliche Linderung der Symptome gebracht haben, die mein Leben beeinträchtigten. Vor allem aber haben sie mir kein tiefer gehendes Wissen um meine Wesensstruktur vermittelt, das mich in den Stand gesetzt hätte, an den bestehenden Konflikten selbst aktiv erkennend und verändernd weiter zu arbeiten.

Aus meiner möglicherweise durch subjektives Urteil eingeschränkten Sicht verhilft eine Therapie, die sich darauf beschränkt, ein Verständnis für die Symptome zu erarbeiten und sie zu lindern, zumindest bei schweren Persönlichkeitsstörungen nicht ausreichend dazu, sich aufrichtig, verantwortlich und selbstkritisch mit den im Laufe des Lebens entstandenen Fehlhaltungen und Deformationen im Wesenskern auseinanderzusetzen. Es wird im Grunde nicht einmal ausreichend deutlich, dass etwas vorliegt, was man als Charakterdeformation bezeichnen muss, und wie sehr diese in problematischer Weise Eingang in die seelische Struktur gefunden hat.

Therapeutische Arbeit, die sich als Kritik an dieser Struktur und den Verhaltensmustern versteht, die sich aufgrund der spezifischen Störung herausgebildet haben, und das sich daraus ergebende Therapieziel von Veränderungen an dieser Struktur scheint nachhaltigere Ergebnisse zu erzielen, wenn nicht nur, nicht einmal in erster Linie, Heilung angestrebt, sondern die Arbeit darauf angelegt ist, den Patienten den schädigenden Einfluss bestimmter chronisch gewordener Fehlhaltungen erkennen zu lassen, das heißt, ihm die Wahrheit über sich zuzumuten. Es kann hier naturgemäß nur um eine persönliche Wahrheit gehen. Sie besteht im schrittweisen Erkennen und Annehmen unbewusster, oft problematischer Antriebe für das eigene Verhalten und in der Einsicht in die Notwendigkeit, zu einem veränderten Umgang mit ihnen dort zu gelangen, wo sie die Wirklichkeit verzerren und die Beziehungen zu uns selbst und zu anderen stören, nicht selten zerstören. Strukturelle Veränderung in der wünschenswerten Tiefe und Nachhaltigkeit ist ohne diese Kenntnis wahrscheinlich nur schwer zu erreichen.

Der Krieg als ein die seelische Entwicklung zusätzlich beeinträchtigender Faktor ist in den vorangegangenen Therapien – mit Ausnahme der der analytischen Arbeit im Abstand von etwa zwei Jahren vorausgegangenen Verhaltenstherapie – kaum thematisiert worden. Es ging um die individuelle Störung und die individuelle Verantwortlichkeit. Im Kern ist dies der einzig sinnvolle und produktive Ansatz bei dem Versuch, im Patienten eine Besserung seines Zustandes zu erzielen, unabhängig von der jeweiligen therapeutischen Methode. Dennoch zeugt es aus heutiger Sicht von einer begrenzten

Sichtweise, die zur Folge hat, dass Genese, Schwere und Nachhaltigkeit der Schädigungen nur unvollständig wahrgenommen werden und auch die schwierige Situation von Eltern, die in den Kriegsjahren Kinder erzogen, nicht ausreichend zur Sprache kommt. Das Gelingen des Versuchs, sich selbst zu verstehen und sich mit den Eltern innerlich zu versöhnen, lebt aber wesentlich von der Einsicht in die Not und die Verlusterfahrungen auch der elterlichen Kriegsgeneration.

Andererseits wurde die durch die Kriegsereignisse verursachte seelische und körperliche Not der deutschen Zivilbevölkerung lange verkannt und stand im Schatten des unermesslichen Leids, dass Deutsche anderen zugefügt hatten. Das Ausblenden – neben vielleicht zusätzlich vorhandenen frühen Störungen – von potentiell pathogenen Kriegserfahrungen eines Patienten entsprach daher auch im therapeutischen Bereich lange der Normalität und rückt erst seit relativ kurzer Zeit in das Blickfeld der Aufmerksamkeit.

Für den Patienten, der sich zu einer Psychotherapie entschließt, sich Besserung seines Zustandes erhofft und bereit ist, dafür seine Kräfte einzusetzen, bedeuten fehlgeschlagene oder gleichsam flach bleibende Behandlungen ein erhebliches Maß an verlorener Lebenszeit, vertanen Möglichkeiten und sehr bitteren Gefühlen des Selbstzweifels und der Vergeblichkeit.

Was ist – abgesehen vom analytisch orientierten Vorgehen in der Behandlung – in meiner heutigen Therapie anders? Was hatte ich gebraucht und in den vorherigen Therapien nicht bekommen – oder nicht sehen und nutzen können?

Ich würde es heute so beschreiben: In weiten Bereichen meines Lebens habe ich mich als entgrenzt und ausgesetzt empfunden, ohne dass ich es in dieser Weise hätte wahrnehmen können. Die wirkliche Welt und das, was der Analytiker *meine* Welt nannte, waren einander nicht nahe, kommunizierten nicht miteinander. Ich fühlte mich ortlos und entfremdet in der Wirklichkeit und – auf andere Weise – auch entfremdet in meiner Welt, denn undeutlich spürte ich, wie sehr sie mich isolierte. Wo gehörte ich hin? Welches war die *richtige Welt*? Ich wusste es nicht und ein Konzept, ein strukturelles Muster, dem die gemeinsame Arbeit folgte und das auch für mich erkennbar gewesen wäre, hatte es in den Vortherapien in dieser klaren und einleuchtenden, mich verlässlich haltenden, aber auch ausdrücklich fordernden Form nicht gegeben.

Um mit derart instabilen Grenzen zu leben, hatte ich mir ein umfassendes Sicherungssystem geschaffen, dessen Struktur sich an vielfachen Ängsten, Gehemmtheiten und projektiven Annahmen über die Außenwelt orientierte. Es schützte mich, aber zugleich trennte es mich von der Möglichkeit lebendiger Interaktion mit der Welt. Als der Analytiker mich im Erstgespräch fragte, was ich mir selbst von einer analytischen Therapie erhoffte, sagte ich spontan: »Ich will so nicht leben!« – ein Ausruf, der damals meine gesamte Existenz umfing. Ich wusste, ich lebte ein falsches Leben. Ich wollte wissen, woran das lag. Ich wollte nicht in erster Linie geheilt und getröstet werden, ich wollte etwas ändern.

Die Therapie schenkte mir entscheidend neue Erfahrungen: ein erstes bewusstes Erleben von Grenzen und Halt und – als Wichtigstes – Forderung und Verpflichtung. Sie etablierte eine bessere Wahrnehmung der zur Bewältigung von Konflikten ungeeigneten Reaktionsmuster in der seelischen Struktur und der Notwendigkeit, deren einzelne Elemente kritischer Betrachtung zu unterziehen, um sie in Richtungen umzulenken, die den in mir angelegten Möglichkeiten besser entsprach.

Das psychoanalytische Vorgehen erweist sich als umso wirksamer, je radikaler der Begriff von Veränderung gedacht wird – eine Einsicht, die mir half, den kontinuierlichen Druck, den die regelmäßige und tiefgehende Arbeit erzeugt, auszuhalten und die darin liegenden Appelle zu beantworten.

Ausgewählte biographische Voraussetzungen

Auf den folgenden Seiten stelle ich meinem Bericht diejenigen biographischen Daten voran, die aus meiner Sicht wesentliche Züge des familiären und erzieherischen Hintergrunds verdeutlichen, soweit sie für den hier angesprochenen Gedankengang bedeutsam erscheinen. Ich greife vier konfliktauslösende Ursachen heraus – wobei ich *konfliktauslösend* nicht gleichsetze mit *traumatisierend*. Diesen Begriff, inzwischen ungenau und häufig zur Abwehr eigener Verantwortung verwendet, möchte ich vermeiden. Dieser Text setzt sich primär mit einer in der frühen Kindheit entstandenen seelischen Störung auseinander, mit dem Versuch, ihren Einfluss auf mich zu verstehen und ihm kritisch zu begegnen, und mit dem Altern unter den lebensgeschichtlichen Bedingungen einer Kindheit und Jugend in und nach einem Krieg.

Die früheste der eine gelingende seelische Entwicklung hemmenden Ursachen betrifft bestimmte Gegebenheiten in der Kindheit. Sie führten zu Konflikten, die in ihrer Gesamtheit zu Beginn meiner jetzigen Therapie in der Diagnose einer Persönlichkeitsstörung mit Borderline-Struktur zusammengefasst wurden.

Die Grundstörung entstand wahrscheinlich anlässlich einer schweren Erkrankung und unmittelbar darauf folgender neuer Schwangerschaft meiner Mutter sehr kurz nach meiner Geburt. Die damalige seelische und körperliche Beanspruchung der Mutter und die für mich damit verbundenen frühen und auch in den folgenden Jahren beibehaltenen häufigen und längeren Entfernungen von zu Hause führten –

angesichts dreier nachfolgender Geschwister, 1937, 1939 und 1942 geboren, die zu Hause bleiben durften – zu einem Verlust an Vertrauen und Halt, einer quälenden, meine späteren Beziehungen vergiftenden Neid- und Hassproblematik und im Erwachsenenalter zu einer Arbeits- und Kreativitätsstörung, die es mir verwehrte, bestimmte Begabungen – so meinen Wunsch, mich schriftstellerisch zu betätigen – zu leben und zu entfalten.

Die Eltern nahmen die zunehmende Vereinsamung des Kindes nicht wahr und gaben es fort, vertrauten es wechselnden Bezugspersonen an, wann immer die Umstände es notwendig erscheinen ließen. Die unterschiedlichen Erziehungsstile, denen es dabei ausgesetzt war, taten ein Übriges. Neben den beschriebenen Symptomen entwickelten sich im Laufe der Zeit chronische Gefühle von Unbehaustheit und Unruhe und ein quälender Hunger nach Heimat, Nähe und Zugehörigkeit, den weder Menschen noch Orte noch immer neue Wohnungen stillen konnten.

Im Zuge der Evakuierung Berlins in den Jahren 1942/43 übersiedelte meine Mutter mit ihren damals vier Kindern – ein fünftes wurde dann noch 1946 geboren – auf ein Gut in Hinterpommern, wo eine Verwandte als Gutssekretärin arbeitete und uns dieses Refugium hatte sichern können. Der Aufenthalt auf dem Gut bis Januar 1945, als auch wir auf die Flucht gingen, bedeutete eine Periode relativen äußeren Friedens in einer Umgebung, wie sie geeigneter für ein aufnahmefähiges, zur Welt erwachendes Kind nicht sein konnte.

Aber dieses Kind, das ich war, lebte aufgrund seiner frühen Erfahrungen schon in einer eigenen inneren Welt, in der es sich beschützt und gehalten fühlte und die es mit Hilfe dessen, was es auf dem Gut erlebte, weiter ausbaute. Sie wurde zu einem Zufluchtsort, Entbehrung, Einsamkeit und Sehnsucht waren zeitweise ausgelöscht. Bis zu meiner jetzigen Therapie war ich mir dessen nur undeutlich bewusst, dass dieser Ort des Trostes sich mit der Zeit in einen Ort der Entfremdung verwandelt hatte. Ich flüchtete mich auch später so oft in die eigene innere Welt, dass die Wirklichkeit bisweilen zu einer Widersacherin wurde, einer Quelle von Störung und Angst, die zu Rückzug und Ausweichen zwang. Das Kind, seiner seelischen Empfänglichkeit und Beeindruckbarkeit überlassen und noch nicht in der Lage, beides ohne die verlässliche Gegenwart zugänglicher und antwortbereiter Bezugspersonen allein zu bewältigen, erlebt es so:

An manchen Tagen ist der Park an der Rückseite des Gutshauses voller unbekannter, betäubender Düfte. Sie rufen sehnsüchtige Empfindungen hervor, eine sanfte, schwer zu begründende Trauer. Bäume und Pflanzen scheinen sich in einer fremden Sprache zu verständigen, die das Kind ausschließt, ein Flüstern, Rascheln und Singen, betörend und verstörend zugleich. Das Wasser des Weihers im hinteren Teil des Parks bei den Gewächshäusern ist unergründlich. Wenn Marie lange genug am Ufer steht und beobachtet, wie der leichte Wind das Wasser fächelt, ist es, als nehme dieses Wasser sie auf, ströme durch sie hindurch, und sie tauche tiefer in das grünliche Dunkel, triebe umher in einem Gestrüpp aus Algen und anderen Schlingpflanzen und lausche einer fremden Erzählung. Der Park bedrängt mit seinen Farben, seinem herben Duft, seinem sorglosen, verschwenderischen Blühen. Marie empfindet ein unklares Verlangen nach Einbettung in Zusammenhänge, die, alles geordnet, die Überwältigung gelindert hätten, die sie bedrängt. Aber die Erwachsenen sind beschäftigt mit einem Krieg und seinen wachsenden Bedrohungen.

Hin und wieder nimmt jemand die Verstörtheit des Kindes wahr und versucht, auf seine stockenden Fragen einzugehen.

Aber die Wörter gleichen jetzt den Vögeln, die sich nicht ein-
fangen lassen. Die Luft ist erfüllt von dem unruhigen Schla-
gen ihrer Flügel. Des Nachts, in Maries Träumen, hocken sie
nebeneinander auf einer Stange und unterhalten sich in einer
Sprache, deren Sinn sich nicht erschließt. An windigen Herbst-
tagen prasseln Kastanien von den Bäumen, Krähen sammeln
sich auf den Äckern und steigen mit dem Aufwind in den
Himmel. <u>Eine gläserne Wand richtet sich auf zwischen dem</u>
<u>Kind und der übrigen Welt.</u>

Die beschriebene Grundstörung, die man in weniger ver-
worrener Zeit vielleicht rechtzeitig hätte erkennen und the-
rapieren können, verschränkte sich dann mit der Flucht im
Januar 1945 und ihren Begleit- und Folgeerscheinungen mit
den Kriegsereignissen als zweitem, eine normale Entwicklung
erschwerenden Geschehen.

Die unter bestimmten Umständen sicherlich traumatisie-
renden, in jedem Fall aber verstörenden und belastenden Ereignisse in ihren vielfältigen Ausprägungen gegen Ende des Zweiten
Weltkrieges sind inzwischen aus zahlreichen dokumentarischen
Arbeiten bekannt. Ich gehe deshalb auf das <u>Fluchtgeschehen</u> im
Einzelnen nicht weiter ein. Es unterschied sich nicht wesentlich
von dem, was andere Menschen erlebten. Irgendwann im Som-
mer 1946 erreichte die Familie – der Vater war inzwischen aus
englischer Kriegsgefangenschaft zurückgekehrt – nach langen
Irrfahrten durch Deutschland und die verschiedenen Besat-
zungszonen, <u>fremd, von der einheimischen Bevölkerung ab-</u>
<u>gelehnt und in körperlich-seelisch schlechtem Allgemeinzu-</u>
<u>stand</u> – den Ort, der die neue Heimat werden sollte.

Wie Aufziehpuppen wurden wir Kinder kommentarlos
wieder in Gang gesetzt. In den Schulen schenkte man der be-
sonderen Situation der Flüchtlingskinder keine Beachtung.
Niemand begrüßte die Fremdlinge, fragte nach ihrer Her-

kunft, ließ sie erzählen. Es war, als löschte die neue Welt und alles, worin sie sich verkörperte, durch ihre kühle Gleichgültigkeit und beharrlich aufrechterhaltene Abwehr auch in uns selbst alle unbewältigten bisherigen Erfahrungen und drängte sie in eine abgelegene innere Zone, in der sie scheinbar spurlos untergingen. Die Kinder erzählen zu lassen, hätte vielleicht Befreiung bedeutet durch Erinnern und Aussprechen, das Durchleben heilender Trauer und eine erste Geste der Öffnung ihnen gegenüber seitens der unbekannten Welt, in der sie sich unvorbereitet wiederfanden.

Eine dritte schädigende Ursache, die ein Ausheilen der frühen Störung verhinderte, sehe ich im Durchleben der Nachkriegsjahre. Hier zeigte sich, wie tief auch die Erwachsenen, Eltern und Lehrer, beeinträchtigt waren, meist ohne es sich bewusst zu machen. Seelisch und körperlich erschöpft, verbittert und enttäuscht von dem, was von ihrem früheren Leben, ihren Hoffnungen übrig geblieben war, machten sich die Eltern mit ihren inzwischen fünf Kindern an die Arbeit des Wiederaufbaus. Sie versuchten in den Folgejahren, Versäumtes nachzuholen. Die Kinder wurden zu Objekten ihres selbst auferlegten Leistungszwangs, ihres stummen Heimwehs, ihrer Verlustgefühle, unerfüllten Wünsche und ihrer Erziehungsvorstellungen, die kompensatorische Züge nicht verleugnen konnten. Eingeschüchtert, angepasst und richtungslos, wie wir auch Jahre nach Kriegsende im innersten Kern noch waren, wurden meine beiden Schwestern, der nach mir geborene Bruder und ich selbst ab Mitte der fünfziger Jahre in deutsche Landerziehungsheime gegeben.

Mein Vater hatte sich die Vorstellungen der Reformpädagogik zu eigen gemacht, wie sie beispielsweise Kurt Hahn in Salem und im englischen Gordonstown zu verwirklichen suchte. Die deutschen Landerziehungsheime waren aus der Jugend- und Reformbewegung hervorgegangen, deren geistige Wurzeln unter anderem im Widerstand gegen die Folgen der Industrialisierung – die damals so bezeichnete *Vermassung*, die Trennung von Arbeit und Leben, die Abwertung individueller Lebensentwürfe – zu suchen waren. Sie galten – und gelten auch heute – als Schulen mit dem Anspruch, eine ganzheitliche Erziehung zu vermitteln. Die Reformer wollten den jungen Menschen in allen in ihm angelegten Möglichkeiten fördern. Seele, Intellekt und Körper waren gleichermaßen heranzubilden, keines sollte zu Lasten eines anderen dieser Persönlichkeitsanteile bevorzugt werden. Erziehungsideal war der junge Erwachsene, der sowohl seine eigene Persönlichkeit voll entfaltete wie über soziale Kompetenz im Kontakt mit der Außenwelt sicher verfügte.

Diesem Idealbild war in der deutschen Nachkriegsgesellschaft der fünfziger Jahre und der Zeit vor 1968 kaum annähernd nahezukommen. Außerdem aber saßen damals in den oberen Klassen meiner Schule noch eine Reihe junger Frauen, die auf eine Kriegskindheit zurückblickten, die sie meist nicht bewusst oder doch nur unvollständig verarbeitet hatten, sodass zwischen solchen Idealvorstellungen und den inneren Möglichkeiten, sich ihnen anzunähern, ohnehin eine tiefe Kluft bestand. Diejenigen, die uns erzogen, verkannten die seelischen Brüche, die dies hinterlassen hatte. Es handelte sich um eine Erziehung auf der Basis einer unbewussten, jedoch äußerst wirksamen inneren Verdrängungsleistung mit den entsprechenden Folgen für die seelische Situation dieser jungen Menschen.

Auch waren die Landerziehungsheime keine Inseln. Sie hatten sich nach dem Krieg innerlich noch nicht erneuern können, und das allgemeine Schweigen über das, was geschehen war, machte auch vor ihnen nicht Halt. Die Flüchtlingskinder trafen dort auf die Kinder aus den aufstrebenden, schon wieder sehr wohlhabenden deutschen Wirtschaftswunderfamilien. Sie litten unter heftigen Neid- und Minderwertigkeitsgefühlen, die sie durch Anspruchshaltungen gegenüber den eigenen Eltern und wuchernde Größenphantasien in ihrem Alltag auszugleichen versuchten, und waren erfüllt von einer undeutlichen Sehnsucht nach Sicherheit in Form materiellen Besitzes, wie sie es staunend bei vielen Mitschülerinnen sahen, während es zu Hause oft noch am Nötigsten fehlte.

Niemand erkannte auch dort das stumme, eingekapselte Leid insbesondere der Jugendlichen, die aus dem östlichen Teil Deutschlands stammten und schon ein Schicksal hinter sich hatten in Form von Flucht, Vertreibung und anderen Gewalterfahrungen. Die Erziehung war kühl, distanziert, ideologisch überhöht und prüde. Wegen des durch den Krieg bedingten Mangels an Lehrern lag sie – es handelte sich um ein Mädcheninternat – nahezu ausschließlich in den Händen weiblicher Lehrer. Als ich nach dem Abitur zum Studium ging, war der Mann für mich eine weitgehend unbekannte Größe, denn auch mein Vater hatte sich seinen Kindern als erlebbarer Mensch im Zuge der Arbeitslasten durch die große Familie und den Wiederaufbau der zerstörten Existenz, aber auch starken beruflichen Ehrgeizes entzogen.

Wie viel Verunsicherung, gestaltlose Sehnsüchte und Identitätszweifel unter der Decke von Ordnung, Wohlverhalten und Leistung verborgen lagen, sahen unsere Erzieher nicht. Befangen im allgemeinen Schweigen, ihrerseits von im Krieg erlittenen Verlusten beschädigt und deshalb voller unbewusster Abwehr gegenüber dem inneren Zustand mancher der ihnen anvertrauten Schülerinnen, erkannten sie nicht – oder konnten nicht erkennen –, wie brüchig diese jugendlichen Biographien teilweise waren und wie hilflos wir vor unseren Konflikten standen. Weitaus belastender als das Verlangen, über diese Konflikte zu sprechen, war das Schuldgefühl, solche Konflikte überhaupt zu haben, nicht zu wissen, warum andere sie in dieser Form nicht hatten, wodurch sie verursacht wurden und warum man sie nicht überwinden konnte.

Auch in meiner Schule wurde über den Nationalsozialismus und seine Folgen kaum gesprochen. Einige der deutschen Landerziehungsheime, so auch meine Schule, durchliefen nach 1968 schwere und langandauernde Krisen, und nur unter Mühen gelang es ihnen, tiefgreifende Modernisierungsprozesse durchzuführen.

Als ich die Schule nach dem Abitur mit 21 Jahren verließ, hatte ich gelernt zu funktionieren. Aber ich lebte mit einem Bodensatz an unverstandenen Ängsten und tiefen Selbstzweifeln. Die Wirklichkeit und das Leben, das vor mir lag und das ich gestalten sollte, machten mir Angst. Ich wusste nicht, wer ich war, und meine Zukunftsentwürfe folgten Kriterien, die nicht aus mir kamen, sich nicht aus einem Wissen um meine eigenen Möglichkeiten speisten.

Es ist dies ein bitteres Fazit, und vielleicht ist mein Bericht an dieser Stelle einseitig und ungerecht. Aber so habe ich, und mit mir viele meiner Schulfreundinnen, diese Jahre erlebt.

Je nach Herkunft und nach Art und Tiefe der seelischen Verunsicherung gelang es auch nicht allen jungen Menschen, sich im Zuge der 68er-Bewegung von den sie belastenden Konflikten durch verspätete ödipale Auseinandersetzungen zu befreien. Allzu viele wurden erst recht in Ambivalenz, Selbstzweifel und Identitätszersplitterung gestoßen, weil die Rigidität und Kompromisslosigkeit der neuen Freiheiten und proklamierten Lebensentwürfe sie überforderte. Auch mir ist es so ergangen.

Und schließlich gehört zu den Gründen, die mich in die Analyse führten, als letzter konfliktauslösender Impuls eine hoffnungslos machende Erfahrung am Beginn meines eigenen Älterwerdens: Ich wurde Zeuge des Alterns und Sterbens meiner durch Heimatverlust und frühen Verlust von Lebenszeit und Zukunftsperspektive nachhaltig verwundeten Eltern, ohne dass ich ihrem Zustand hätte verständnisvoll begegnen können. Wie so viele ihrer Generation hatten sie die Kriegserlebnisse und die damit einhergehenden existentiellen Verluste nie verarbeitet. In der Lebensmitte, während der Nachkriegsjahre beschäftigt mit der Abwehr belastender Erfahrungen – und der Fassungslosigkeit über ihre eigene politische Blindheit – durch rastloses Arbeiten, Streben nach Besitz, Wohlstand und neuer Sicherheit und durch hohen Leistungsanspruch an sich selbst, waren ihre letzten Jahre gekennzeichnet von Enttäuschung, sozialem Rückzug, von Ängsten und Verlassenheit und gegenseitigen bitteren Hassausbrüchen – aus meiner heutigen Sicht Ausdruck stummer, hilfloser Verzweiflung und unaufhebbarer Ausweglosigkeit. Diese Erfahrungen wirkten auf die erwachsenen Kinder, die, seelisch und körperlich belastet, inzwischen selbst an der Schwelle des Alters standen, ängstigend und hatten tiefe Schuldgefühle und eine alle Lebensentwürfe vergiftende Vorstellung zur Folge, dass das Dasein schwer und ernst sei und stets in der Gefahr zu misslingen. An dieser Stelle – und nur an dieser Stelle – möchte ich den Begriff einer *Traumatisierung* für meine eigene damalige Situation in Anspruch nehmen.

Obwohl diese Erfahrungen die Tage beschatteten und wenig Freude und Zuversicht aufkommen ließen, fügte ich mich – bezeichnend für die zweite Generation von Kriegskindern – äußerlich in die Notwendigkeiten des Daseins, absolvierte drei abgeschlossene Berufsausbildungen und arbeitete schließlich fast dreißig Jahre lang in leitender Stellung in einer angesehenen Organisation des internationalen Wissenschaftsaustausches. Ich heiratete einen Mann, der, ebenfalls Kriegs- und Flüchtlingskind, mütterlicherseits aus einer mecklenburgischen Gutsbesitzerfamilie stammte und zudem Scheidungskind war. Ich bekam zwei Töchter, ließ mich nach neun Jahren Ehe ebenfalls scheiden, zog die beiden Töchter allein auf und lebte in wechselnden Beziehungen, ohne je wieder eine dauerhafte und befriedigende Partnerschaft einzugehen. Bei beiden Töchtern führte diese Gesamtsituation in unterschiedlichen Ausprägungen zu belastenden seelischen Konflikten – aus meiner Sicht Beispiele transgenerativer Weitergabe.

Der folgende Text, mehr als fünfzig Jahre nach dem Ende des Zweiten Weltkrieges geschrieben, lässt erkennen, wie tief die Spuren dieser Jahre – als Sehnsucht und Frage, als Fremdheit, Ortlosigkeit und Unbehaustheit – sich in das Bewusstsein eingegraben haben:

Inmitten unserer Gegenwart richten wir uns ein in einer Welt, die nicht mehr ist, treiben durch den Alltag wie durch leere, verlassene Räume mit nackten Wänden und verschlossenen Türen. Vor den Fenstern sind die Läden geöffnet und geben den Blick frei auf Landschaften, die im Licht liegen und uns einladen, sie zu durchstreifen. Aber wir treten nicht an eines der Fenster und schauen hinaus, wandern stattdessen durch die Straßen der Stadt, in der wir leben und die unsere Gegenwart umschließt. Zu Hause sind wir hier nicht, haben selten und nur flüchtig gedacht, dass wir bleiben könnten. Haben das Fremdsein ertragen und manchmal beiseite schieben können, aber ernsthafte Versuche, es aufzuheben, haben wir nicht unternommen.

Wie hebt man Fremdheit auf? Was wären die Bedingungen für das Verlassen unfruchtbarer Räume des Daseins, die Preisgabe des ausgelaugten, untauglich gewordenen Bodens, auf dem wir stehen? Was bedeutete es, einen Ort anzuerkennen, an den wir verschlagen wurden, den wir nicht gewählt haben, der uns Vertrautheit verweigert? Immer zieht es uns fort, wir spüren

Erleichterung nur, wenn wir gehen können. Aber wir ertragen das Fortgehen nicht länger, zu dem wir uns selbst verurteilen, und machen uns zögernd vertraut mit der Möglichkeit, innezuhalten in unseren Fluchten und uns einzulassen auf vorsichtige Versuche einer Gegenbewegung.

Wir nähern uns eines Tages vielleicht einem der Fenster, wie aus Versehen ginge der Blick hinaus, und was wir erblicken, ließe uns wünschen, Fenster und Türen würden sich öffnen, und wir könnten uns einer unbekannten Freiheit überlassen.

Aber wir leben nicht nur in einer äußeren Fremde. Es ist da auch eine innere Ferne, und Außen und Innen hängen zusammen und schließen uns ein in eine Schattenwelt. Vergangenheit und Gegenwart werden zu weit auseinanderliegenden geographischen Orten, zwischen denen wir hin und her eilen, angetrieben von unruhiger Sehnsucht, die sich nicht einlösen lässt. Nicht hier sind wir und nicht dort, und es ist, als hofften wir, unsere Geschichte könnte uns Aufschluss geben über die tieferen Ursachen des Zwiespalts, den wir in uns finden und der uns trennt von uns selbst.

Nur eine leise beharrliche Stimme, wachsamer innerer Widerpart, sucht uns mit sanfter Unerbittlichkeit zu bewegen, im Gegenwärtigen, in der Zuwendung zum Wirklichen die Lust an der Zwiesprache mit der Welt neu zu entfachen. Und wenn auch Ernüchterung und Zweifel gegen sie sprechen, ist diese Stimme doch unüberhörbar. Eines Tages wird sie durchdringen zu uns, und wir hören ihr zu.

Erst in der analytischen Arbeit, deren eigentlicher Anlass letztlich eine Art innerer Tod war, nahm ich langsam, widerstrebend die dünnen, jedoch äußerst widerstandsfähigen

Glaswände wahr, die ich um mich gezogen hatte und die mich möglicherweise geschützt haben, mich aber auch vom Wirklichen und von seelischer Reifung trennten. Die wiederholten Hinweise des Analytikers, diese oder jene Haltung oder Handlung komme aus *meiner Welt*, wurde zu einer Art Mantra, dessen Erwähnung mich allmählich diese Welt fürchten und den Wunsch entstehen ließ, sie zu verlassen. Ich war bereit, mich noch einmal mit mir und meiner Geschichte auseinanderzusetzen.

Altern

Ich möchte mein Thema nun von einer anderen Seite her
betrachten, indem ich mich dem verinnerlichten Bild des
Alterns zuwende, wie wir, die wir älter werden, es empfinden
und in unserem äußeren Umfeld wahrnehmen.

Die gesellschaftlichen Vorstellungen zum Alter waren auf
der einen Seite lange von Resignation und auf der anderen
Seite von Idealisierung bestimmt. Den einen galt es als ein
nutz- und inhaltloser Abschnitt des Lebens, geprägt von kör-
perlichem Verfall und geistigen Abbauerscheinungen und
einem – meist von außen erzwungenen – Rückzug aus nahezu allen Lebensvollzügen. Die anderen sahen den weisen, ausgereiften alten Menschen, der selbstverständlich Verzicht übt,
über den Dingen steht und das Schicksal menschlicher Endlichkeit gelassen hinnimmt.

Das Verdikt Sigmund Freuds, dass der ältere Mensch sich
in seinem inneren Kern nicht mehr wesentlich verändern könne, ließ bis vor kurzem eine seelisches Leid lindernde und –
darüber hinausgehend – die Wesensstruktur verändernde Arbeit mit alt werdenden Menschen nicht sinnvoll erscheinen.

Inzwischen haben lebens- und fallgeschichtliche Erfahrungen, die Ergebnisse neuropsychobiologischer Forschung
und nicht zuletzt die Einsicht in die Notwendigkeit, sich
therapeutisch um die in den beiden Weltkriegen seelisch
verwundeten erwachsenen und alt werdenden Menschen
zu kümmern, einen Wandel eingeleitet. Auch im höheren
Lebensalter können Therapien noch erfolgreich abgeschlossen werden – wobei wir durchaus die Frage stellen können,

was *erfolgreich abgeschlossen* im Kontext des Alters bedeuten könnte. Ich werde darauf zurückkommen.

Ohne Zweifel wirft aber eine Psychotherapie bei Älteren eine Reihe von Fragen auf. Das Bild des Alters und des Alterns, wie es uns gegenwärtig entgegentritt, ist widersprüchlich, Ausdruck des schwierigen Versuchs, tradierte Vorstellungen im Licht veränderter gesellschaftlicher Entwicklungen neu zu ordnen und zu bewerten. Der amerikanischen Psychoanalytiker Erik H. Erikson schrieb: »So verdeutlicht uns ein Rückblick auf die letzten Jahrzehnte dieses Jahrhunderts, dass das *Alter* – sowohl aus theoretischen wie historischen Gründen – erst in den vergangenen Jahren ›entdeckt‹ wurde, denn die Erkenntnis, dass es weniger eine Elite von erfahrenen und weisen Alten ist, die das Bild der Älteren prägt, sondern eine ständig wachsende Zahl von ›Senioren‹ machte eine Neubestimmung unumgänglich« (Erikson, 1982/1988, S. 9).

Was heißt es, alt zu werden? Was bedeutet es zu erkennen, dass ein Leben, durch seelische Störung und Krieg beeinträchtigt, in manchen Bereichen misslungen scheint, und sich damit nicht abfinden zu wollen?

Aus mehreren Gründen sehen wir, die wir solche Erfahrungen hinter uns haben und diese Fragen stellen, uns in einer schwierigen Lage: Die Kindheit liegt weit zurück. Sie gleicht einem Schattenreich, in das wir manchmal noch erinnernd zurückkehren, wenn die Gegenwart freundlicher und tragender Umstände entbehrt oder wir nach Erklärungen für ungelöste Konflikte suchen, die uns beunruhigen. Vorhandene Störungen sind im Laufe des Lebens in die seelische Struktur eingegangen und haben vielfach das Verhalten bestimmt. Die Erinnerungen sind bruchstückhaft und unzuverlässig, gefärbt von spezifischen Erfahrungen eines langen Lebens. Die Eltern, mit denen Aussprache und Auseinandersetzung vielleicht gerade jetzt, da wir selbst durch eigene Erfahrungen toleranter und verständnisvoller geworden sind, wünschenswert wäre, sind tot. Das Leben ist gelebt, die Zukunft begrenzt, und die Kräfte, die zur Gestaltung der Gegenwart nötig wären, sind es manchmal auch.

In der Lebensmitte bedeutet eine schwere körperliche oder seelische Erkrankung einen Einbruch, der ein spontan zuversichtliches, von Selbstvertrauen geprägtes Lebensgefühl unmittelbar bedroht. Die Erfahrung von Schmerz und Sorge, der Einschränkung von Leistungskraft und Zukunftsperspektive kann traumatischen Charakter annehmen.

Von derartigen Erfahrungen ist das Alter in besonders intensiver Weise betroffen. Wir sehen uns gleichsam zu wie einem Fremden, der vor unseren Augen unaufhaltsam weniger wird. Alle Funktionen scheinen sich zu verlangsamen, das Lebensgefühl, sofern es nicht künstlich gesteigert wird – oder materielle Sicherheit die Einschränkungen zumindest abmildert –, ist verunsichert. Haltende, als verlässlich erfahrene Strukturen erscheinen plötzlich brüchig und zweifelhaft und sind oft – wenn ein Partner stirbt oder ohnehin fehlt und die Kinder fortziehen – zunächst gar nicht mehr vorhanden. Entfaltungsräume verengen sich, die Zeit scheint schneller zu fließen, die Last der Erfahrungen lässt zögern, sich neue Lebensentwürfe zuzugestehen. Die Hoffnung auf einen Neubeginn erscheint als eine Art Hybris, und wir neigen dazu, sie uns zu versagen.

Der Gedanke an den Tod verschärft die Wahrnehmung von Wirklichkeit, Gegenwart und Zeit, und das Bemühen um existentielle Zuversicht – sofern nicht religiös begründet – steht auf unsicherem Boden. Undeutlich ahnen wir, dass wir, ohne dass wir es eigentlich schon wollten, in unseren Versuchen, dieser veränderten inneren Verfassung Rechnung zu tragen – das heißt, uns ihr einerseits nicht passiv resignativ auszuliefern und sie andererseits doch anzunehmen –, das endgültige Loslassen des Lebens üben.

Bei der Kriegsgeneration kommt einem Aspekt besondere Bedeutung zu, auf den auch Erikson (1975/1977) in seinen Arbeiten eingeht: die schicksalhafte Verflechtung von individueller Lebensgeschichte und *historischem Augenblick* – jene Zeiträume also, in denen Ereignisse von außen, aus der jeweiligen geschichtlichen Situation, auf die individuelle Lebensgeschichte von Menschen treffen und, dort auf spezifische Weise wirksam, unter Umständen die empfindlichen Reifungsprozesse stören und verzerren und vielleicht ganz aus ihrer Bahn werfen. Nach allem, was wir heute wissen, gehen die daraus erwachsenden Konflikte sehr tief und beeinflussen die Lebensführung derer, die zu dem Zeitpunkt erwachsen sind. Besonders verhängnisvoll ist jedoch ihre Wirkung auf Kinder. Sie kann die spätere Verfassung von Gesellschaften nachdrücklicher prägen, als uns bewusst ist. Denn bei Kindern treffen verunsichernde Ereignisse auf unfertige, noch kaum widerstandsfähige Strukturen und hemmen die in ihnen angelegten Entwicklungsprozesse oft so entscheidend, dass das gesamte spätere Leben verlässlicher Orientierung entbehrt.

Fürsorge, Schutz und Unterstützung der konfliktreichen und störbaren persönlichen Reifungsprozesse bei nachkommenden Generationen verwirklichen sich nicht nur im unmittelbaren familiären Verband, sondern breiten sich gleichsam in konzentrischen Kreisen über das erweiterte soziale Umfeld hin aus. Der menschlichen Gemeinschaft insgesamt fällt die Aufgabe zu, ihre Mitglieder bei der Aufzucht und Erziehung der Nachkommen zu unterstützen. Ein Krieg nimmt aber den Menschen weitgehend die Möglichkeit, ihre schützenden und bewahrenden Aufgaben wahrzunehmen. Versucht eine Gesellschaft nach einem Krieg, sich neu zu ordnen und zu festigen, muss sie vielfach ihr inneres Gleichgewicht auf Menschen stützen, die gezeichnet sind von belastenden

Erfahrungen, die sie möglicherweise noch nicht überwunden haben.

Ich bin auf diese schwierigen Empfindungen näher eingegangen, weil sie auf zwei Alternativen hinauslaufen: das Gefühl der Ausweglosigkeit, das Menschen befällt, wenn sie im Alter ihr Leben als verfehlt und scheinbar wertlos ansehen müssen, ohne dass sie allein die Verantwortung daran trügen, kann vernichten. Es kann aber auch die Antriebe stärken, der Resignation zu entkommen, sich verstehen zu lernen und sich zu wandeln. Hier ist das Alter mit seinen wachsenden Bedürfnissen nach Klarheit und Lebensordnung – ungeachtet belastender Erfahrungen, wie sie die meisten Menschen in ihrem Leben machen müssen – eher ein Stimulans als ein Hindernis.

Als Laie kann ich die Voraussetzungen für eine analytische Therapie älterer Menschen unter klinisch-diagnostischen und prognostischen Erwägungen nicht beurteilen. Ich muss mich daher auf meine persönlichen Erfahrungen stützen. Ich habe jedoch nicht den Eindruck, dass zwischen der Analysierbarkeit älterer gegenüber jüngeren Patienten grundsätzlich entscheidende Unterschiede bestehen, sofern beide sich auf die analytische Vorgehensweise einzulassen bereit sind.

Einen Unterschied von einigem Gewicht für ältere und alte Patienten gegenüber Jüngeren gibt es aber vielleicht doch: die Erfahrung, auf ein schwieriges Leben zurückzublicken und sich – ungeachtet begrenzter Lebensperspektive – zu einer Arbeit an seelischer Veränderung zu entschließen, beinhaltet zunächst einen hohen Grad an Bitterkeit und Hoffnungslosigkeit. Beides geht nicht auf phantasierte Versagungen zurück, sondern muss als Reaktion auf reale, als ängstigend erlebte Begrenzungen gesehen werden, die dennoch ohne Wenn und Aber in den Blick genommen werden müssen. Das immer öfter herandrängende Bewusstsein der Endlichkeit, die vielen schon gelebten Jahre, die meist ein überwältigendes Maß an Selbsttäuschungen und dadurch bedingte Fehler und Irrtümer einschließen, und die Erfahrung, dass Verhaltensweisen sich eingeschliffen haben und einer Veränderung Widerstand leisten, erweisen sich als belastend bei dem Bemühen, <u>die innere und die äußere Wirklichkeit zu erkennen, anzunehmen und mit ihr zu leben,</u> ohne sich durch sie allzu sehr beschatten zu lassen.

Beginnt man aber in die zentralen Konfliktfelder einzudringen und an ihnen die charakteristischen Züge der Störung langsam zu erfassen, sind es die *Reichweite* allmählichen Verstehens und die Übertragbarkeit der Symptomatik auch auf andere Bereiche, die das Bild mit der Zeit zunehmend vollständiger werden lassen und dem Bemühen um Veränderung eine Richtung geben.

Der analytische Prozess

In diesem zentralen Teil des Berichts sollen bestimmte Aspekte der Störung in Beziehung gesetzt werden zu der jeweils angestrebten Besserung oder auch Auflösung von Symptomen. Ich versuche, dies zu veranschaulichen anhand von Träumen und Bildern und den Folgerungen, die sich mir nach den Deutungsangeboten des Analytikers und dem gemeinsamen Durcharbeiten des Erlebten aufdrängten.

Mir ist bewusst, dass es in den folgenden Texten hinsichtlich der Überlegungen zu bestimmten Vorgängen vielfache thematische Überschneidungen gibt. Gleiche Aspekte und Gedankengänge tauchen in unterschiedlichen Zusammenhängen und in jeweils anderer Gestalt wieder auf. Dies liegt an der Eigenart des analytischen Prozesses. Die Symptome der Störung und ihr Einfluss auf die seelische Organisation lassen sich ja nicht streng voneinander trennen. Sie hängen zusammen, bedingen, verstärken oder schwächen sich gegenseitig und wiederholen sich in den einzelnen Phasen der Therapie immer wieder auf unterschiedlichen Ebenen und in einem anderen Kontext. Im Laufe der Zeit führt dies zu einer intensiven Verdichtung der Erfahrungen, wie sie das analytische Vorgehen ermöglicht. Aufgrund des wachsenden Drucks, den diese Verdichtung ausübt, ist sie von großer Bedeutung im Hinblick auf strukturelle Veränderungen in dem in langen Jahren oft festgefahrenen seelischen Gefüge eines Patienten.

So lässt sich der analytische Prozess in seinen differenzierten Bewegungen nur schwer und allenfalls fragmentarisch beschreiben. Mit seinen Auf- und Abschwüngen, Widerständen und anderen Irritationen folgt er keinem regelmäßigen, von außen ohne weiteres nachvollziehbaren Rhythmus.

In meinem Bericht, der in seiner Subjektivität vielleicht eher einer Erzählung gleicht, kann es deshalb nicht um lineare Folgerichtigkeit gehen. Ich überlasse mich vielmehr dem Fluss des Erinnerns und Nachvollziehens. Eine innere Logik mag sich dennoch ansatzweise einstellen, da ich das seelische Geschehen Phänomenen zuordne, denen in der Therapie das besondere Augenmerk gilt, weil sie, je nach Art der Störung, in ihrer spezifischen Ausprägung sowohl Kernpunkte der Pathologie darstellen wie zugleich einen Anhalt für die Richtung bieten, in die eine Veränderung sich bewegen sollte.

Vollständigkeit strebt dieser Bericht nicht an, und dies wäre aus verschiedenen Gründen auch zum Scheitern verurteilt, unter anderem, weil ich kaum detaillierte Notizen heranziehen kann und aus der Erinnerung schreibe.

Gewöhnt an schriftliche Verarbeitung dessen, was mir begegnet, habe ich in der ersten Zeit der Therapie Träume, Gedanken und Empfindungen in einem Analysetagebuch festgehalten. Aus zwei Gründen erwies sich dies jedoch als kontraproduktiv. Es förderte zum einen die vom Analytiker sehr bald energisch unterbundene Neigung, mich auf die Stunden vorzubereiten. Der Text *Die Couch* geht darauf näher ein. Zum anderen zog das Notieren zwischen den Stunden seelische Kräfte von der analytischen Situation ab und verschob sie auf die eigenen einsamen Versuche, mir über Dinge, die zunehmend in das Bewusstsein drängten, klar zu werden. Es war ein wichtiger Schritt, meine schmerzlich empfundene Machtlosigkeit zuzugeben und anzunehmen, mit der Last meiner Konflikte in die Stunde zu kommen und es dort zu lernen, das, was mich beschwerte, einfach nur zu erzählen, mit allem Fraglichen, Unsicheren, Ungeordneten und Fremden, das ich in mir fand und das zu offenbaren ich mich fürchtete. Das be-

wusste Erleben eines vollständigen inneren Chaos machte erst
den Weg frei dafür, dass ich Ordnung erfahren und beobachten
konnte, wie die einzelnen Klärungsprozesse einander ergänzen
und gegenseitig festigen. Fast erwartungsvoll öffnete ich nach
und nach die inneren Türen, um die ordnenden Impulse einzulassen und ihren heilenden Einfluss zu spüren.

Dieser Text bedarf also nicht eines eher zwanghaften Be-
mühens um Vollständigkeit, sofern es mir gelingt, die wich-
tigsten Vorgänge nachzuzeichnen, die sich orientierend in
mir verankerten und heute die Arbeit zuverlässig tragen. Die
Arbeit der vergangenen Jahre hat sich mir eingeprägt in dem
inneren Bild eines Stadtplans, einer Skizze des Verlaufs von
Straßen, die nebeneinanderher laufen, auseinander laufen
oder ineinander übergehen. Viele dieser Straßen sind abend-
lich erleuchtet, und ich kenne die Richtung.

Als Wegweiser durch den analytischen Prozess, wie ich ihn
erlebt habe, mögen fünf Punkte dienen, die ich im Verlauf
der Jahre als besonders stützend und klärend empfand:

- Die Erfahrung, dass mir zum ersten Mal in einer Therapie
  die eindeutige klinische Diagnose der Persönlichkeitsstörung zugemutet wurde, an der ich litt.
- Die überwiegende Arbeit an Konflikten im *Hier und Jetzt*,
  in die Erinnern und Durcharbeiten frühkindlicher Frustrationen und die entsprechenden Deutungen nur soweit
  einfließen, als sie einen für die Klärung des aktuellen Konflikts notwendigen Bezugspunkt bilden.
- Die Arbeit an der Übertragung von Gefühlen und Strebungen auf den Analytiker als ein Indikator für die Natur
  bestehender Konflikte und ein Weg, sie zu erkennen und
  zu überwinden.
- Eine neue Erfahrung von Grenzen und Halt.
- Die Entdeckung der menschlichen Destruktivität im eigenen Inneren.

Die klinische Diagnose

Zu Beginn dieser analytischen Therapie ist mir zum ersten Mal in einer therapeutischen Behandlung ohne alle Umschweife die klinische Diagnose der Persönlichkeitsstörung mitgeteilt worden, an der ich litt.

Die Diagnose einer Borderline-Persönlichkeitsstörung hat mich zu Anfang erschreckt. Geraume Zeit erlebte ich sie als Stigma, wehrte sie ab und nahm sie schließlich an. Im Laufe der Zeit hat sich der Begriff *Borderline* für mich immer mehr mit Inhalt gefüllt. Es kommt der Moment, da das zunehmende Verständnis für die Strukturmerkmale der zugrunde liegenden Störung sich mit einem erweiterten Verantwortungsgefühl verbindet, das Denken und Handeln in neue Richtungen zu lenken versucht. Diese Öffnung für bisher gemiedene Bereiche der Wahrnehmung, die es dem Verantwortungsgefühl erlaubt, sich für die Arbeit an der Störung und an Veränderung einzusetzen, erwächst aus zunehmender Einsicht in das pathologische Grundmuster. Ich verstand, dass ich nicht im eigentlichen Sinne *schuld* an der Störung selbst bin, wohl aber für mich und die beabsichtigte Veränderung verantwortlich. Ich habe die Symptome, die ich in der Folge an mir beobachtete, immer besser einordnen und ernst nehmen können.

Diese Klarheit und ein zunehmendes Wissen um die Schädlichkeit dessen, was das Vollbild einer solchen Störung ausmacht, hat mich veranlasst, alle Kräfte zu sammeln und nicht aufzugeben, um die Symptome zu verstehen, ihre für die menschliche Reifung hinderliche Wirkungsweise zu erkennen und sie in den Stunden mit dem Analytiker und zwischen ihnen mit mir selbst so lange und so oft durchzuarbeiten, bis ihr Einfluss auf mich nachließ oder manchmal auch ganz verschwand und die wohltätige, entlastende Wirkung von Veränderung allmählich spürbar zu werden begann.

Die Diagnose zu kennen und sie zu ertragen, zu erfahren, wie ernst die Störung ist und welche Fehlhaltungen sie bedingt, fördert auf lange Sicht eine aufrichtige Auseinandersetzung mit sich selbst und den Mut, sich zu seinen Konflikten zu bekennen anstatt sie hinter einer Fassade von Unangefochtenheit und Verleugnung zu verbergen.

Die Couch

Etwa ein halbes Jahr lang benutzte ich zu Anfang der Therapie noch nicht die Couch, sondern saß in den Stunden dem Analytiker in einem Sessel gegenüber. Von der ersten Stunde an empfand ich ein starkes Verlangen, auf der Couch zu liegen, das heißt, mich meiner mühsam aufrechterhaltenen Abwehr gegen das Eingeständnis innerer Leere und der Furcht vor Vernichtung durch äußere Instanzen zu begeben. Aber ich hatte Angst davor, mich niederzulegen, ich phantasierte dies als eine Form der Auslieferung, gegen die ich alle Widerstände aufbot. Ich konnte mir nicht vorstellen, wie es dann weitergehen sollte, und versuchte, mich durch aufrechte Haltung zu schützen vor der Gefahr einer Überflutung mit Gefühlen, die ich nicht einordnen könnte und denen ich mich nicht gewachsen fühlte.

Wie ambivalent meine Haltung gegenüber der Couch war, lässt sich jedoch daran erkennen, dass ich wider besseres Wissen lange der festen Überzeugung war, sie sei dunkelbraun, obgleich sie einen Bezug in einem warmen, einladenden Rostrot hatte. Gerade ihre freundliche, zu Ruhe und Kapitulation im Dienst heilsamen Nachdenkens über meine innere Verfassung auffordernde Gegenwart war es vorerst, der gegenüber ich meine Abwehr aufrechterhalten wollte.

Ich war *therapieerfahren* und hatte, auf der Suche nach Hilfe in meinen Konflikten, viel psychoanalytische Literatur gelesen, ohne die dort dargelegten Zusammenhänge in ihrer Tiefe und ihrem Bedeutungsumfang ganz zu erfassen. Dennoch sah ich es jetzt, ohne dass der Analytiker es je von mir verlangt hatte, als meine Aufgabe an, mich durch Nachdenken, Erinnern und eigenes Zurechtlegen und *Deuten* des auftauchenden assoziativen Materials auf die Stunden vorzubereiten. Dies kostete mich zunehmende Anstrengung und nahm einen wesentlichen Teil meiner Zeit und seelischen Kräfte in Anspruch. Wenn ich dem Analytiker dann gegenübersaß, fürchtete ich, das, was ich mir überlegt hatte, nicht vollständig und sprachlich einwandfrei darlegen zu können, sodass er glauben müsste, ich könne nicht denken. Die Furcht, nicht genau zu wissen, was Denken ist und selbst nicht denken zu können, hält mich seit jeher gefangen. Sie führt dazu, dass das Nachdenken nicht spontan fließt, sich allenfalls verkrampft und angespannt, befrachtet mit hohem Anspruch, in mir bewegt. Zugleich lehnte ich meine Emotionalität ab, verachtete und beargwöhnte sie, obwohl ich sie insgeheim als Reichtum erlebte, als einen wichtigen Teil meines Wesens und eine, wenn auch verschüttete, Quelle von Kreativität.

Durch die Anstrengung, mich auf die Stunden vorzubereiten – und mich vor befürchteten Angriffen auf mein Denken und eventuell mangelnde *Leistung* zu schützen –, arbeitete ich mich in eine seelische Erschöpfung hinein, die mich immer angespannter und unsicherer werden ließ. Zudem trieb mich dies in einen intellektualisierten Zustand, der mich der Wirklichkeit mehr und mehr entfremdete und den ich nur mit äußerster Selbstbeherrschung aufrechterhielt. Dass es eine einfache, klare Wirklichkeit geben könnte, die Gelassenheit erlaubte und mich tragen würde, dass ich einfach kommen könnte und schauen, was sich ergibt, lag nicht im Bereich bisherigen Selbsterlebens.

Wenn ich zurückdenke, scheint es mir heute, der Analytiker wartete gelassen ab, wie sich die Gesamtsymptomatik der Störung, die ich bot, entfaltete bis zu einem Augenblick, in dem eine Intervention imstande sein würde, mich innehalten und erkennen zu lassen, dass ich mich in einem Zustand massiver Angst und Abwehr befand.

Und die Stunde kam, in der ich schließlich aufgab und bekannte: »Ich bin so müde, dass ich mich hier auf den Boden legen möchte und nie mehr aufstehen.« Die Couch, die unmittelbar neben dem Sessel stand, der den Patienten vorbehalten war, blendete ich weiterhin geflissentlich aus, obgleich das Verlangen, dort zu liegen, mich fast umbrachte. Der Analytiker aber gab mir ruhig zur Antwort: »Wie soll ich Ihnen helfen und mit Ihnen arbeiten, wenn Sie alles selbst tun, sich auf jede Stunde vorbereiten. Das Analysieren ist meine Aufgabe. Dort ist die Couch, sie steht zur Verfügung.«

Er sagte dies in ungewohnt entschiedenem Ton. Ich erlebte diese offensichtliche Kritik an etwas, das ich für eine Leistung gehalten hatte, die Interesse und Zustimmung verdiente, zunächst als hart und als beschämend. Aber in den Tagen zwischen dieser und der nächsten Stunde gestand ich mir meine ausweglose innere Verfassung und meine Sehnsucht ein, die Waffen zu strecken. Ich konnte den Hinweis des Analytikers als Hilfestellung verstehen, mich zu meinem tiefen Verlangen zu bekennen, den Widerstand aufzugeben und mich anzuvertrauen.

Zu Beginn der nächsten Stunde ging ich, von dieser Überzeugung getragen, ohne zu zögern an dem Sessel vorbei und vertraute mich der Couch an, lieferte mich aus mit allem, was mich belastete und an mir hing wie schwere Gewichte, meinen Körper einschloss in eine Art Rüstung, die mir freie

Bewegung kaum mehr erlaubte. Ich verließ die waffenstarrende Festung, in der ich mich verschanzt hatte, und hörte auf, mich blind zu verteidigen gegen das, was ich als Angriff erlebte und was doch nur dazu diente, mich zurückzuführen zu den schmerzhaften Erfahrungen des Lebensanfangs, zu der Möglichkeit, diesen Weg zu wiederholen, seine krankmachenden Begleitumstände und vor allem die durch sie verursachten heutigen problematischen Prägungen zu verstehen und dieses Verständnis für eine Veränderung zu nutzen.

Nun, im vierten Jahr der analytischen Arbeit, ist das innere Wachstum des Kindes so weit gediehen, dass ich, auf der Couch liegend, manchmal von der Phantasie spreche, mich aufzurichten, die Couch zu verlassen. Ich erlebe mich wie ein Kind, das zum ersten Mal auf seinen noch unsicheren Beinen zu stehen begehrt, angetrieben von einem ausgereiften Impuls, dem es sich weder entziehen kann noch will.

Mir wird daran der enge Zusammenhang zwischen seelischer und körperlicher Entwicklung in der Kindheit deutlich. Als setze der auf einer bestimmten Ebene abgeschlossene kognitive Reifungsvorgang eine körperliche Entsprechung in Gang. Die Muskeln gehorchten folgerichtigen, unausweichlichen Impulsen, die sie veranlassten, die in ihnen angelegten Funktionen zu übernehmen und die weiteren Stadien des Entwicklungsprozesses vorzubereiten und zu ermöglichen.

Noch immer liege ich in diesen Wochen, in denen ich an diesem Bericht schreibe, während der Stunden ruhig – oder, in schwierigen Stunden, auch weniger ruhig – auf der Couch. Wenn Seele und Körper soweit sind, dass sie zusammenarbeiten, werde ich den Impuls, die Couch zu verlassen, spüren und ihm folgen, im Vertrauen auch darauf, der Analytiker lasse mir die Freiheit zu entscheiden, wann ein Impuls stark genug ist, um eine bestimmte Handlung auszuführen. Ich brauche mich nicht mehr vorzubereiten. Ich kann warten und manchmal, wenn *nichts kommt,* auch schweigen, obgleich dieses noch immer zu den Dingen gehört, die mir schwerfallen. Eigenes Schweigen bedeutet oft noch ein Mich-ausgeliefert-Fühlen und Denk- und Sprachunfähigkeit, das Schweigen des Anderen sehr rasch Fremdheit und Ferne, Verlust, Verlassenheit, Leere. Möglicherweise sind diese Dinge so tief in das seelisch-körperliche Gedächtnis eingeschrieben, dass sich ihre Spuren so leicht nicht löschen lassen. Es bleibt eine Frage der Zeit, vielleicht auch über diese langjährige Arbeit hinaus.

Der Acker

Sollte ich den analytischen Prozess einbetten in ein Bild, das meinen Ausgangspunkt und seelischen Zustand zu Beginn der Therapie und einen möglichen Endpunkt in der Zukunft umschreibt, würde ich auf das eindrückliche Bild des eigenen Ackers zurückgreifen, das der Analytiker schon sehr früh im Verlauf der Behandlung einführte und auf das er mich immer wieder verwies, wenn Größenvorstellungen meine realen Kräfte lähmen wollten, Vergleiche mit den Leistungen anderer, vermeintlich bessere oder schlechtere, meine menschlichen Beziehungen mit Neid und Entwertung belasteten, oder wenn ich mich ortlos und ohne Bezug zur Wirklichkeit fühlte.

Schon als mir diese Metapher des Ackers zum ersten Mal vor Augen gestellt wurde, erkannte ich, wie sehr es geeignet war, meine spezifische Problematik zu umschreiben und die Richtung anzudeuten, in die eine Veränderung sich bewegen müsse. Aber ich konnte die darin liegende hilfreiche Vorstellung, die sich ebenso gut auf das äußere Umfeld wie auf die innere Welt bezog, lange nicht würdigen und als Arbeits- und Entwicklungsfeld nutzen. Die innere Welt, mit der ich lebte, bestand aus karstigem, vernachlässigtem Gelände, das in meiner Wahrnehmung jeder sinnvollen Bepflanzung entbehrte, ein mit Unkraut überwuchertes, aufgelassenes Feld, auf dem die dunklen Vögel Neid und Hass, Angst, Entbehrung und Einsamkeit sich ihren Lebensraum erobert hatten und das ich verbergen, unter Größenvorstellungen und einem falschen, irritierenden Selbst hatte verstecken müssen.

Der Handlungsraum, der mir geblieben war, sich jedoch immer mehr verengt hatte, war umgeben von einer hohen Mauer, die den Zugang zu meiner eigentlichen seelischen Befindlichkeit verwehrte und nicht zugelassen hatte, dass ich mich des traurigen Zustands, in dem das Land sich befand, annahm, mich bereit fand, Ordnung zu machen, Unkraut auszureißen, zu bewässern, die Qualität des Bodens zu prüfen und mit der Arbeit auf ihm zu beginnen.

Die Rückgewinnung und allmähliche Erweiterung verlorenen Bodens erwies sich als mühevoll und langwierig, schloss viele Umwege und immer neue Versuche ein, ihn urbar zu machen und darüber nachzudenken, für welche Art der Bepflanzung er sich eignen könnte. Ein wichtiger, aber lange noch abgewehrter Schritt dorthin bestand darin, nicht mehr verlangend oder entwertend auf die anderen Äcker zu schauen, mich, auch wenn es schmerzte, nicht von ihrem Reichtum, ihrem Wachsen und Frucht Tragen entmutigen zu lassen, stattdessen beharrlich bei der Frage zu bleiben, wozu der eigene Acker sich eignet und was ich ihm zutrauen kann. Ich begann mich zu hüten vor meiner Neigung, mich selbst, mein Wollen und Handeln mit den reichen Weinbergen, wogenden Kornfeldern, den strahlenden Sonnenblumen anderer zu vergleichen, und versuchte, die Eigenschaften meines Bodens, die ich zu kennen glaubte, ohne ihnen zu vertrauen, in Einklang zu bringen mit dem, was ich wollte, mir vorgenommen hatte und auszuprobieren gedachte.

Der Analytiker, wenn er sich zuweilen mit mir phantasierend auf diesen Acker begab, sprach nicht von Sonnenblumen und fruchtbaren Weinbergen. Er sprach von Kartoffeln und Rüben, von möglichen Missernten und vernichtenden Unwettern, vom Scheitern und von der Unausweichlichkeit, sich morgens wieder auf den Acker zu begeben und von neuem zu beginnen. Diese Bilder waren anfangs schwer anzunehmen, sie erschienen mir nüchtern, glanzlos und nicht ohne Härte, machten mir Angst und erregten in ihrer scheinbaren Durchschnittlichkeit und Geringfügigkeit gekränkte Wut und Verweigerung. Ich habe sie lange abgewehrt und umgangen, um meine überzogenen Vorstellungen von Begabung und Größe nicht aufgeben zu müssen.

Aber langsam zog ich alles, was dieses einfache Bild des Ackers an Aktionsraum, an Tiefe und Überzeugungskraft bot, bereitwillig und dankbar in Betracht. Es ist ein heilsames Bild, das, anstatt gutes Arbeiten und angemessene Ziele zu verhindern, beides fördert, näher an den Bereich des Möglichen rückt und eine Atmosphäre ruhiger Normalität schafft, die dem Alltag gut bekommt, die Ziele erreichbar erscheinen lässt und die Angst vor dem Scheitern, die die produktiven Kräfte lähmt, mildert.

In den späteren Phasen der Analyse wurde das Bild des Ackers zu einem vertrauten Rahmen und Bezugspunkt für eine Arbeit, in der es im Kern um Nachreifung ging, um das Erkennen der in mir bereitliegenden Voraussetzungen, die der Pflege und Entwicklung bedurften, ohne an Maßstäben gemessen zu werden, die den eigenen Möglichkeiten widersprachen.

Jetzt, gegen Ende dessen, was als Erkenntnis- und Bewusstwerdungsprozess begann, inzwischen jedoch spürbar seelische Beruhigung einschließt, breitet sich der Acker in neuer Gestalt vor mir aus: als nachhaltig durchpflügte, gereinigte und gedüngte Erde, überzogen mit einem noch kaum erkennbaren Flaum grüner Saat, deren spätere ausgereifte Gestalt ich nur erahnen kann, aber die ich hüte und deren Bedürfnis zu wachsen ich zu schützen versuche.

Vielleicht ist es das, was man als Neubeginn bezeichnet, obgleich auch dies sich nicht auf einen bestimmten Zeitpunkt festlegen lässt, sondern nur den Fortgang eines Prozesses meint, der sich immer von neuem – zunehmend angereichert mit bewussten Inhalten und sich daraus herleitenden Folgerungen – auf die zurückliegende Arbeit bezieht, sie weitertreibt und festigt.

In einem meiner Träume liege ich in dieser Zeit einmal auf der Couch, als die Tür des Therapiezimmers sich öffnet und eine Frau, deren Gestalt nicht deutlich wird, ein Kind, ein Mädchen von etwa vier Jahren hereinschiebt. Der Analytiker, in diesem Traum ebenfalls weiblich, erhebt sich aus seinem Sessel und wechselt einige Worte mit der fremden Besucherin. Unterdessen bin ich von der Couch aufgestanden, habe mich dem kleinen Mädchen genähert und es aufmerksam betrachtet. Ernst und konzentriert wandert es im Zimmer umher, mit der Hand jeden Gegenstand einzeln berührend, wie um sich die Gestalt der Dinge einzuprägen und Wirklichkeit zu erfahren. Der Analytiker wendet sich von der fremden Frau ab und mir zu und fragt: »Fällt Ihnen an diesem Kind etwas auf?« »Ja«, entgegne ich, »es ist so gesammelt, so unbefangen und zuversichtlich, so sehr bei sich.«

Ich habe dieses Kind träumen können – ein offensichtlich ernst genommenes und mit Ruhe und einem Gespür für seinen inneren Wesenskern sorgsam geleitetes Kind. Genährt mit Verständnis, Wissen und Geduld, mit dosierten Gaben an Zuwendung, Halt und Kritik und mit Mitteilungen über die Welt und die in ihr herrschenden sinnvollen Regeln und Zusammenhänge. Das Kind hat diese Unterweisungen mit der Zeit aufnehmen, sich an sie gewöhnen und sie auf seine Weise verarbeiten können. Ich begann mich verantwortlich zu fühlen für das innere Kind, nahm mir vor, es zu schützen und es wachsen zu lassen, damit es seine Möglichkeiten würde ausschöpfen können ungeachtet der Tatsache, dass die Zeit, die dafür blieb, für mich schmerzlich begrenzt sein würde.

In solchen Augenblicken konnte ich mich an der Schwelle zu dem offenen Raum »realer Gegenwart« (Steiner, 1990) sehen, konnte die Hoffnung für begründet halten, ihn sinnvoll zu füllen, sodass das schmerzhafte Erinnern an unwiederbringlich Verlorenes sich beruhigen würde und ich dem Wissen um die Endlichkeit des Lebens die noch immer mögliche Fülle gelebter Augenblicke entgegensetzen könnte.

Die Arbeitsstörung

Die Gesamtsymptomatik, die das Leben begleitete und beschattete, erschließt sich im Wesentlichen aus den biographischen Anmerkungen im ersten Teil des Berichts und aus den Szenerien, Bildern und Überlegungen zum analytischen Behandlungsprozess in späteren Kapiteln. Ich gehe deshalb darauf hier nicht näher ein.

Im Anschluss an die Metapher des Ackers möchte ich jedoch einen Aspekt der Störung herausgreifen und mich ihm genauer zuwenden, dessen Einfluss mir sehr lange das Gefühl gab, mich in einem für mich bedeutsamen Bereich meines Lebens verfehlt zu haben: Ich meine die Arbeitshemmung, die zu den Symptomen gehörte, deren Behebung ich mir am meisten wünschte, ohne dass ich sie noch für möglich hielt. Sie äußerte sich in einer Schreibstörung, die zum Schluss einer Sprachzerstörung sehr nahe kam.

Zum besseren Verständnis dessen, was ich meine, folgt hier ein eigener literarischer Text, der aus meiner Sicht für sich selbst spricht und ein Licht sowohl auf meine Gesamtverfassung in früheren Jahren wirft wie auf bestimmte Eigenheiten meines damaligen Schreibens:

Regnerische Nacht, die Erde ein offener Mund, und ich, unruhig wandernd zwischen erblindeten Spiegeln. Die Hände folgen verwischten Spuren, in formlosen Schatten forschend nach einem Gesicht, das meines wäre. Doch ist da kein Bild, und ich weiß, ich bin mir lange abhanden gekommen.

Am Ende zerspringt auch ihr, Spiegel, mit euren blinden, toten Augen, und wir finden uns nicht im zertrümmerten Bild. Uns schrecken nun groteske Masken, Bruchstücke, einäugig mit halbierten Mündern, zerschnittenen Wangen und zerteilten Brauen. Fragmente, die uns fremd entgegenblicken, die letzte unsichere Erinnerung leugnend an Umrisse, die uns vertraut wären. Tausendfältig zerlegtes Ich, das sich in Scherben verbirgt, unauffindbar die Spuren einstigen Zusammenhangs. Nur eine unbeirrbar leise Stimme, ganz Sehnsucht, besteht noch immer auf der Suche nach Zeichen, die allen Fragmenten gemeinsam wären, sodass wir sie sammeln könnten zu Entwürfen einer Zukunft.

Bewohnt von der Furcht zu zerbrechen an der Gewalt fremder Bilder und Zuweisungen, sind wir unterwegs in dunklen, unwegsamen Ländern, die uns zurückweisen auf der Suche nach einem Ort, an dem wir Ruhe fänden, eine andere Art Leben zu bedenken. Leben, das sich nur messen dürfte an eigenen Entwürfen, die frühe Vorbilder endlich zurückwiesen. Zukunft, die uns Impulse spüren ließe, die zurückführten zum Anfang und sammelten, was verstreut in uns schläft.

Wir aber halten uns auf in diesen einsamen Landstrichen,
ziehen sie den Regionen vor, in denen uns, fremdem Willen
unterworfen, Aufenthaltsrecht nur unter Einschränkungen
gewährt würde. So unbestimmt sind unsere Entwürfe wie
unser Verlangen. Doch ahnen wir, dass sich das Leben nur
scheinbar zurückzog. Die Ferne ist vorübergehend, die Ödnis
nicht endgültig, das Schweigen nicht unendlich. Wir arbeiten
an einer Sprache, die uns angemessen sein und das Zerbro-
chene und Beschädigte sammeln wird.

Dann richtet sich unser Blick nicht mehr auf das Fremde,
um zu erfahren, wer wir sind und wohin wir treiben. Nicht
abgelenkt sind wir noch ausgelöscht durch ein Außen, ein
Anderes oder einen Anderen, und das Denken ist den herri-
schen Ansprüchen nicht ausgeliefert, die sich das Entleerte, aus
sich Entflohene mühelos unterwarfen, weil da kein Eigenes
war, das sich hätte widersetzen können. Nie wieder ließen wir
uns täuschen von dem Angebot einer Liebe, die uns verspro-
chen würde zum Ausgleich dafür, dass wir unsere Handlungen
nicht selbst entwarfen, und uns fahrlässig dem klaren Blick
verweigerten, der uns unsere Lage hätte erkennen lassen.

Noch immer die Nacht und das ruhende Land, gesättigt von
Feuchtigkeit. Doch ist es nicht das Geräusch des Regens, das in
unseren Schlaf dringt und ihn öffnet. Es ist das eindringliche
Sprechen der Welt, in die wir träumend reisen, den Ort zu
erkunden, an dem unseres Bleibens wäre.

Ich schrieb diesen Text im Alter von etwa 35 Jahren. Einge-
schlossen in einen fragenden, sehnsüchtigen, unterschwellig
aufbegehrenden Sprachduktus, bewegt er sich ganz innerhalb dessen, was der Analytiker schon sehr früh als _meine_
Welt bezeichnete – die entfremdete, isolierte Welt eines sich

als fragmentiert erlebenden Ich, das den Weg zurück in die Aufhebung des Gespaltenseins nicht findet –, aus Misstrauen gegenüber anderen Menschen, Furcht vor Auflehnung gegenüber Autoritäten, aus Angst vor Verantwortung und Freiheit, die Begrenztheit und existentielles Ausgesetztsein notwendig einschließt.

In literarisch verfremdeter Form scheint mir dieser Text hinreichende Verweise auf die zweifelnde, von Hoffnungslosigkeit geprägte Selbstwahrnehmung zu enthalten, die mich auch in der Therapie im Zusammenhang mit dem Schreiben lange nicht verlassen wollte.

Das trotz aller Widerstände unbedingte Sprechen- und Schreiben-Wollen galt vielleicht der Aufhebung einer sehr frühen Erfahrung, nicht gehört und nicht verstanden zu werden. In allem, was ich an früheren Texten und Gedichten schrieb, versucht eine innere Not sich zu artikulieren, bisweilen jedoch auch das Glück des Kindes, das in den Schönheiten, im Reichtum der Natur, in der Schöpfung die seelische Beheimatung erfuhr, die es im Übrigen entbehrte. Aber nach wie vor erreichte ich niemanden mit meinem Sprechen, und langsam nistete sich ein tiefes Misstrauen gegenüber meiner Sprache und Gestaltungsfähigkeit in mir ein.

Der eigentliche Grund für die fehlende Resonanz erschloss sich mir spät, fast zu spät. Ich brauchte und suchte fachliches Urteil und ließ mich deshalb eine Zeitlang von einer literarischen Agentur betreuen. Dort erfuhr ich endlich, dass es – ungeachtet einer dichten, lyrischen Sprache und erkennbar literarischer Begabung – meinen Arbeiten an *Welt* fehle.

Was war gemeint mit Welt? Wie sollte ich Welt einführen in mein Schreiben, wenn Welt etwas war, das offensichtlich außerhalb meiner Erfahrung lag? Die äußerste Begrenztheit *meiner* Welt spürte ich selbst nicht und konnte mir daher nicht vorstellen, was es war, das ihr in den Augen anderer fehlte. Und da ich keinen Weg sah, dies zu beheben, begann ich, meine Sprache abzulehnen, Widerwillen und Ekel vor meiner Art, mich auszudrücken, zu entwickeln. Dies hatte, wenn ich schrieb, eine übertriebene sprachliche Ästhetik zur Folge, die mich den Inhalt gegenüber der Form vernachlässigen ließ. Ein Text musste *schön* sein, makellos. Nur so war der wachsende Widerwille zu dämpfen und dem schleichenden Selbstverlust zu begegnen. Aber je schöner, je differenzierter die Sprache wurde, umso hermetischer wurden die Texte und waren schließlich kaum noch verständlich in ihrem Gefühlsgehalt, dem aller Weltbezug fehlte.

Irgendwann war es die Sprache selbst, die sich mir verweigerte, sich auflehnte gegen den einseitigen Gebrauch, den ich von ihr machte und der sie dadurch ihrer unerschöpflichen Welthaltigkeit und ihrer kommunikativen Kraft beraubte. Ich hörte auf zu schreiben, vernichtete einen großen Teil geschriebenen Materials und war in einer Sprachzerstörung angekommen. Ein kurzer Text beschreibt es damals so:

Sie treibt zwischen Fragmenten, die sich nicht zusammenfügen wollen. Wieder und wieder nimmt sie sie auf, ordnet einzelne Stücke auf ihrem Handteller, betrachtet sie und legt ihre unregelmäßigen Ränder in immer anderer Weise aneinander. Sie passen niemals, immer fehlt irgendein Zwischenstück, das sich dann nicht findet, es ergibt sich kein Muster.

Meine erwachsenen Jahre waren begleitet von einer ruhelosen, zweifelnden Suche nach einer Sprache, die mich im Spiegel meines Sprechens und Schreibens die eigenen Züge erblicken ließe. Dass es die Sprache der *Welt* war, nach der ich auf der Suche war, habe ich damals nicht sehen können, weil mir die wirkliche Welt unüberwindlich fremd erschien.

Jedoch war es nicht die Sprache allein, die das Arbeiten mit soviel Anspruch, Ungenügen und Selbstzweifel behaftete. Es war auch die Arbeitsweise selbst. Sie schloss mich ein in ein Korsett von Regeln, die ein produktives Fließen im Arbeitsprozess von vornherein verhinderten. Ich wusste mit meinem Material nicht spielerisch umzugehen – nicht mit den Wörtern und nicht mit meinen Gedanken und Vorstellungen. Das Material an sich, oft auch seine spürbare Fülle, machten mir Angst. Um dieser Angst – die auch eine Unsicherheit war, ob ich das Material bewältigen konnte – zu begegnen, musste alles, was ich schrieb, schon im Entstehen zu Ende gedacht sein, vollkommen, unwiderlegbar und gültig. Nicht Anstrengung und Mühe waren es in erster Linie, die ich fürchtete. Ich hatte im Beruf bewiesen, dass ich große Mengen von Arbeit bewältigen konnte. Wenn sich aber dem, was ich zu sagen versuchte, inhaltlich nicht unmittelbar und ohne Zeitverzug sprachlicher Reiz und intellektuelle Qualität zusprechen ließ – und das ist selten im ersten Anlauf der Fall –, dann bedeutete dies, dass ich unfähig war, durchschnittlich und unbedeutend. Und durchschnittlich zu sein kommt im individuellen – wie im gesellschaftlichen – Bewusstsein einem vernichtenden Verdikt gleich.

Worin bestand nun die aus meiner Sicht wichtigste Hilfestellung von Seiten des Analytikers? Sie wurde mir – abgesehen von dem häufigen Durcharbeiten auch in Analogie zu anderen Schwierigkeiten – auf eine scheinbar unspektakuläre Weise zuteil mit einem Wort, das auf meine für kreative Prozesse hinderliche Hast aufmerksam machen sollte: mit dem Wörtchen *gleich* oder nachdrücklicher: *immer alles gleich*, das er stets lapidar, mit einem Unterton von Ironie und leichter Kritik, in den Raum meiner Zweifel fallen ließ, wenn ich mich über diese unlösbar erscheinenden Probleme beklagte. Dieses unscheinbare Wort sammelte die in mir auseinanderlaufenden Gefühle von Unsicherheit und Zweifel und zurrte sie energisch fest an einem Punkt, von dem aus, wenn die Arbeitsstörung zur Sprache kam, ich mir die Erinnerung an all die Irrwege ins Bewusstsein rufen konnte, die einer Lösung im Weg standen: Ich konnte Dinge nicht wachsen lassen, konnte nicht warten und dem Denken einen Raum zugestehen, in dem es sich zunächst einmal selbst ordnete. Jedes Wort und jeder Einfall wurde schon im Entstehen bewertet, und diese Bewertung war entweder hasserfüllt, verächtlich, selbstdestruktiv oder – wenn etwas gelang – selbstverliebt und unzugänglich für Kritik – aus Angst vor Vernichtung.

Die Störung begann sich deutlich zu mildern, als ich das einfache Wort *gleich* – einer warnenden Fanfare nicht unähnlich – am Schreibtisch selbst zu mir sagen konnte, mir Aufschub zugestand, auch ein wenig selbstironische Distanz zu meinen Befürchtungen und größere Toleranz dem vermeintlichen Versagen gegenüber, das doch nur besagte, die Dinge benötigten Zeit, seien nicht zu Ende gedacht, nicht wirklich reif.

Es bedeutete ein großes inneres Glück zu erleben, wie durch stetige Wiederholung und Übung allmählich ein Raum entstand, in dem, was ich tun wollte, sich entfalten oder notfalls auch verworfen werden durfte, ohne dass ich mich grundsätzlich in Frage gestellt, entblößt und beschämt fühlte. Die Angst vor dem Misslingen wurde geringer, die in innerer Ruhe vielleicht zu Ende gebrachten Entwürfe stärkten die Schreibfreude, die Hoffnung, produktiv zu sein, die Sicherheit, etwas voranzubringen, ohne dass damit schon das letzte Wort zu einem Thema gesprochen sein müsste.

Die Arbeitsstörung ist dasjenige Symptom, an dem ich die Forderungen, die die Therapie mir auferlegt, am nachdrücklichsten erlebe: durch Arbeit mit meinen Möglichkeiten und ihren Grenzen langsam vertraut zu werden, bei dem, was ich tue, nicht neidvoll und selbstdestruktiv auf die Produktion anderer zu blicken, sondern meinen Acker im Auge zu behalten; mich von Misserfolgen, innerem Schweigen, von der Notwendigkeit, warten zu können und Geduld zu haben, nicht abhalten zu lassen; meine Ziele konsequent zu verfolgen und – eines Tages vielleicht – die lebendige Fülle auch anderer auszuhalten und anzuerkennen und mich mit ihnen auszutauschen, ohne zu entwerten oder zu idealisieren – den anderen oder mich selbst.

Die Schreibbehinderung ist eine Folge sowohl der Selbstunterdrückung realer Möglichkeiten, verursacht durch fehlende Unterstützung in der Kindheit, wie zugleich deren massiver Überhöhung als Schutz vor innerem Zerfall. Zwischen beidem kann es zu keinem Ausgleich kommen, und manchmal scheint es mir heute, als sei ich durch die analytische Arbeit noch rechtzeitig der Gefahr entgangen, zwischen Selbstdestruktivität und Allmacht zerrieben zu werden.

Allmählich – noch nicht sehr lange – kann ich mich schreiben, einen Text sich entwickeln lassen, ohne von ihm eine Beglaubigung meiner Identität zu erwarten und ohne dass Versagensangst oder Größenvorstellungen den Vorgang des Schreibens stärker bestimmen, als es zum Produktionsprozess ohnehin dazugehört.

Hier und Jetzt

Der überwiegende Teil der analytischen Arbeit vollzog sich an Konflikten im *Hier und Jetzt*. Erinnern und Durcharbeiten frühkindlicher Frustrationen und die entsprechenden Deutungen fließen hier nur soweit ein, als sie einen für die Klärung des aktuellen Konflikts notwendigen Bezugspunkt bilden – eine Verfahrensweise, die mir zunächst neu war, entsprach sie doch nicht der mir durch Lektüre vertrauten Vorstellung analytischen Vorgehens. Aber bald stellte ich mich mit Überzeugung auf sie ein. Langjähriges Schreiben und das Nachdenken über Art und Herkunft meiner Konflikte hatten mich gelehrt, dass wir uns – besonders im Alter – im Erinnern eine Lebenserzählung erfinden, von der nur der Kern der biographisch belegbaren Tatsachen Anspruch auf objektive Wahrheit erheben kann. Die jeweils akuten Konflikte, die Art, wie ein Patient sich gibt, sein inneres und äußeres Erscheinungsbild bieten aber wahrscheinlich anamnestisch hinreichende Anhaltspunkte sowohl für die Ursachen wie die Wirkung früher Beziehungskonflikte und die Schatten, die durch eine Entwicklungsstörung auf einem Leben lasten.

Den Beginn des analytischen Prozesses habe ich – nicht zuletzt wegen der in ihrer *Eindringlichkeit* so ganz anderen Arbeitsweise gegenüber den Vortherapien und meiner zu diesem Zeitpunkt sehr verunsicherten Verfassung – als manchmal entmutigend und ängstigend erlebt und mich zu Anfang gewehrt gegen die Erwartung, mich zu sehen, wie ich geworden bin und dort anzusetzen. Trotz meiner Bereitschaft zur Veränderung war das Verlangen, geschont zu werden, sehr stark. »Ja, aber ...!«, entgegnete ich, auf problematische Wesenszüge und Einstellungen aufmerksam gemacht, und suchte die Verantwortung bei den Bezugspersonen der frühen Kindheit. Es gibt natürlich diese ursächliche Verantwortung in Form erzieherischer Manipulation durch andere. Da sich aber diese Erfahrungen nicht rückgängig machen lassen, und jene Anderen, denen wir sie verdanken, nicht mehr leben, bleibt nur, auf derartige Ausweichbewegungen zu verzichten und die Verantwortung für die Veränderung zu übernehmen – wie schwierig dies auch erscheint angesichts der in gutem und in problematischem Sinne *fertigen* Persönlichkeit, zu der wir im Alter auf vielerlei Weise geworden sind. Ich lernte es, die oft verzweifelte Frage »Warum bin ich so?« umzuformulieren in ein »Wie bin ich?«. Denn dann kann das beobachtende Ich, das die gesunden psychischen Anteile repräsentiert, sich auf die heutige innerseelische Wirklichkeit und deren Verhältnis zur Außenwelt konzentrieren und dort nach Ansatzpunkten für strukturelle Veränderungen fahnden, anstatt auszuweichen und sich durch Schuldzuweisungen zu entlasten.

Hier hat sich mir die Bedeutung des historischen Augenblicks noch einmal auf einer tieferen Ebene erschlossen: Die Eltern, wie es in so vielen Familien der Fall war, und ich selbst als Mutter zweier Töchter, verursachten bei ihren Kindern, ohne dies zu wollen, Beschädigungen und Leid. Zwar leitet sich dies aus der eigenen Biographie her, sodass sich die Frage nach moralischer Schuld im eigentlichen Sinne nicht stellt. Aber diese Kinder sind oft so stark beeinträchtigt, dass es ihnen schwerfällt, ein gelingendes Leben zu führen. In meinen Augen ist dies einer der für Kinder und Eltern schmerzlichsten und folgenreichsten Aspekte transgenerativer Weitergabe seelischer Verletzungen, gleich welcher Genese, und eine Last, die Eltern wie Kinder ihr gesamtes Leben unaufhebbar begleitet.

Aber die Eltern und wir selbst unterlagen – neben dem Einfluss eigener seelischer Störungen – den Bedingungen des jeweiligen historischen Augenblicks mit seinen Sichtbegrenzungen und Verhinderungen, und es wurde in dem Zusammenhang, um den es hier geht, zu spät erkannt, dass in den Flüchtlingen und Vertriebenen trotz äußerer Aktivität und scheinbar gelingender Identifizierung mit der neuen Heimat oftmals die nicht erkannten und unbehandelt gebliebenen Verwundungen fortbestanden und im Alter wieder aufbrachen. Dies nicht resignativ hinzunehmen, sondern sich mit der eigenen Geschichte und deren Folgen auseinanderzusetzen – darin kann eine wichtige selbstaufklärerische Aufgabe derer liegen, die heute alt werden.

Übertragung

Als die gesamte Arbeit nachhaltig prägende Erfahrung erwies sich die Arbeit an der Übertragung von Gefühlen und Konflikten auf den Analytiker und den Wirklichkeitsverkennungen, die sich im zwischenmenschlichen Verhältnis zwischen ihm und mir als Patientin ergaben. Sie waren Spiegelbilder jener Konflikte, die mich an einem zufriedenen, selbstbestimmten Leben gehindert hatten, und nahmen manchmal Ausmaße an, die mich daran zweifeln ließen, dass ich sie überwinden könnte.

Dies gilt auch – und in nicht geringem Maße – für die wiederholte Auseinandersetzung mit der so genannten *Übertragungsliebe*. Im Rückblick erscheint sie mir als eines der schmerzhaftesten und zugleich Wirklichkeitssinn und seelische Reifung fördernden Phänomene in einer Analyse bei Frauen meines Alters, sofern sie mit einem männlichen Therapeuten arbeiten. Und nur wegen dieser spezifischen Situation, in der sowohl Fragen des Alterns und damit verbundener narzisstischer Kränkungen wie der Einsicht in sehr umfassende notwendige und schmerzhaft endgültige Verzichtleistungen berührt sind, führe ich sie hier an.

Als ältere und alte Frau unterhält man ein schwieriges, resignatives Verhältnis zum eigenen Körper, bedingt durch die Erfahrung des Alterns selbst und zusätzlich durch die gesellschaftlichen Konnotationen gegenüber dem Verlust äußerer Attraktivität. Wo das beobachtende Ich seine kritische Funktion nicht zeitweise angesichts der Überwältigung durch Gefühle der Zuneigung zum Analytiker einstellt und aufhört, sich darum zu bemühen, zu den eigentlichen Wurzeln solcher Empfindungen durchzudringen und mit der daraus erwachsenden Erkenntnis zu arbeiten, beinhaltet die beharrliche Arbeit an diesem Teil der Übertragung ein Meer an Frustration, Verlustangst und oft kaum erträglicher Scham.

Aber dies gerade in sensiblen Phasen, gelenkt von einer nüchtern-gelassenen Führung, auszuhalten und die damit zusammenhängenden seelischen Vorgänge zu verstehen, indem ich ihren projektiven, wirklichkeitsfernen Gehalt erkannte, bedeutete, klare, eindeutige Grenzen zu erfahren und zugleich spürbaren Halt, indem Wünsche, anstatt befriedigt oder verurteilt und abgewertet, gemeinsam betrachtet und analysiert wurden. Es entwickelt sich in solchen Phasen – sehr langsam und unter großer Anspannung – ein Bewusstsein für die Grenzen des Anderen, für seine radikale Andersheit wie für die eigenen Ich-Grenzen, das ich vorher so nicht kannte. Ungeformte, überwältigende Gefühle verwandeln sich langsam in wirklichkeitsnähere und beherrschbare Empfindungen, es entwickeln sich feinere Abstufungen von Zustimmung, Vertrauen und Dankbarkeit, und die die Übertragungsphänomene antreibenden Energien können im Laufe der Zeit realeren Strebungen im eigenen Leben zugeführt werden.

In dem nachfolgenden Text zu *Halt und Grenzen*, unter dem Zwischentitel *Begehren*, wird dieses Thema noch einmal aufgegriffen. Ich versuche dort, die schwierigen Empfindungen, die sich mit diesem spezifischen Teil der Übertragung verbinden, eingehender zu schildern.

Halt und Grenzen

Zu den Aspekten therapeutischen Vorgehens, die mich am stärksten berührt und gefördert haben, zählt eine als grundlegend empfundene, den analytischen Prozess verlässlich tragende Erfahrung: ein trotz aller Auf- und Abschwünge unmittelbar spürbarer Halt. Es ist nicht leicht zu sagen, worin dieser im Einzelnen bestand.

Eine wesentliche Rolle spielen sicherlich die Ruhe und Gelassenheit, mit der der Prozess begleitet wurde mit seinen Stillständen, Rückschritten und Irrwegen – allerdings auch mit jenen Stunden, in denen die Dinge Kontur annahmen und Einsichten sich abzeichneten, die ich aus eigener Kraft klar und zusammenhängend formulieren konnte und bei denen ich spürte, dass sie sich in den Wesenskern integrieren und dort Bestand haben würden. Ich lernte Ungeduld, Versagensängste und Perioden der Hoffnungslosigkeit dem eigenen Zeitmaß seelischer Entwicklung zu unterwerfen und mich den eigenwilligen, nur schwer beeinflussbaren Rhythmen innerer Wachstumsvorgänge zu überlassen, ohne die Hoffnung auf Veränderung je ganz preiszugeben.

Eine wichtige Unterstützung bedeutete für mich die Bereitschaft des Analytikers, auftauchende Bewusstseinsinhalte, die ich noch nicht deutlich sehen oder nicht ertragen konnte, bei sich zu bewahren, bis ich mich ihnen zuwenden konnte, und schließlich trug mich, vor allem in schwierigen Phasen der Behandlung, die sich immer neu bestätigende Überzeugung, dem analytischen Vorgehen liege, obwohl ich die den Prozess lenkenden klinischen Erwägungen nicht kennen und beurteilen konnte, ein überlegtes und sich am Verlauf des therapeutischen Geschehens orientierendes Konzept zugrunde, dem ich mich anvertrauen könnte. Ich bewegte mich in einem übersichtlich gegliederten, sicher umschriebenen Raum, in dem das, was auftauchte, in Ruhe betrachtet werden konnte. Dies war eine sehr neue Erfahrung. Sie bewirkte, dass ich mich auch in verstörenden Perioden der Arbeit immer wieder auf den analytischen Prozess einlassen und rückbesinnen konnte und zeigt, welches Gewicht dem Erleben von Halt und Kontinuität zukommt. Denn gerade den älteren Patienten holen Hoffnungslosigkeit und Vergeblichkeitsgefühle immer wieder ein.

Aus der Deutung von Träumen und aus den selektiven Entscheidungen für die jeweilig aufzunehmenden unbewussten Mitteilungen in den Themen, die ich in Träumen und Bildern anbot, habe ich ableiten können, wie der Erkenntnisprozess auf eine Weise gelenkt wurde, die das Verständnis für ihn selbst und das Material, das er schrittweise zutage förderte, wachsen ließ. Im Patienten entstehen ein nachhaltiges, gefühlsmäßig tief beteiligtes wie intellektuell-sachliches Interesse, fast eine Faszination für diese Arbeit und eine Verpflichtung, sie nicht zu sabotieren, sich zwischen den Stunden durch Selbstbeobachtung um das Material zu bemühen, das aus dem Unbewussten hervorgetrieben wird und der gemeinsamen Arbeit als Anschauungs- und Bezugsmaterial dient.

Seit diesen ersten zusammenfassenden Notizen, in denen ich eher summarisch zu benennen versucht habe, was es im Einzelnen ist, das Halt gibt, sind einige Wochen vergangen. Beim Wiederlesen scheint es mir nun, als lasse alles, was ich dazu berichte, etwas offen, erkläre nicht ausreichend die Empfindung wohltuender Ordnung, die mich während der Arbeit der vergangenen Jahre zuverlässig trug. Was lassen die bisherigen Notizen aus?

Bei dieser Frage rücken in den Mittelpunkt meiner Aufmerksamkeit sehr rasch Erfahrungen, durch die sich ein Bewusstsein für die beunruhigenden Empfindungen von Entgrenztheit herausbildete und ich die Bedeutung der entschiedenen Grenzziehungen durch den Analytiker in ihrer Doppelfunktion als Beschneidung von Allmachtsvorstellungen auf der einen Seite und Öffnung zum Wirklichen auf der anderen erkannte. Die – unbewusst immer ersehnte – Erfahrung von Halt auch in mir selbst, die sich hier abzeichnet, und die ihr innewohnende Möglichkeit, Konflikten und seelischer Not anders zu begegnen als mit Allmachtsgesten, können in ihrer Bedeutung kaum überschätzt werden.

Über einige der Erfahrungen, die geeignet sind zu zeigen, was sich mit dem Begriff der Grenze konkret verbindet, möchte ich hier berichten.

Der Beginn der Therapie war auf meiner Seite gekennzeichnet von starker Verunsicherung bezüglich meiner seelischen Äußerungsformen, ihrer Inhalte und Bedeutungen und von einer entsprechend rigiden Abwehr. Die Grenzziehungen, die mir in verschiedenen Situationen zuteil wurden, sind tief in die innerseelische Struktur vorgedrungen und blieben dort verankert als verlässliche Bezugs- und Orientierungspunkte, die ich auch dann nicht mehr preisgab, wenn andere Konflikte sie zeitweise überlagerten. Sie waren ein zunehmender Landgewinn, wirkten als ordnendes und sicherndes Abstecken eines umschriebenen Raums, in dem ich mich weniger gefährdet durch unverstandene Impulse bewegen konnte. Dem beobachtenden Ich, das sich, obgleich interessiert und arbeitsbereit, zu Anfang nur schrittweise und vorsichtig tastend vorwärts bewegte, gelang es danach immer besser, seelische Regungen den besprochenen und gedeuteten Zusammenhängen zuzuordnen und mit diesem Zugewinn an Verständnis zu arbeiten. In entscheidenden Perioden und Bereichen des Lebens hatten mir Halt gebende und Allmachtsvorstellungen eingrenzende Erfahrungen gefehlt. Das, was ich in mir als Grenze und als – zweifelhaften – Halt erlebte, waren nur die einengenden Regeln, denen ich gehorchte, die Schutzmauern, die ich errichtet hatte, um das Leben zu führen und die Aufgaben zu erfüllen, vor die die Wirklichkeit mich stellte. Diese Art von Aufgabenerfüllung bedeutete jedoch in den meisten Bereichen bloßes Funktionieren und trug dazu bei, den eigentlichen seelischen Zustand, in dem ich mich befand, zu verschleiern.

Drei einschneidende Erlebnisse – deren drittes sich in einem zeitlich größeren Abstand zu den beiden früheren und

nach vielen weiteren Monaten intensiven Arbeitens ereig-
nete – erwiesen sich als von großer Bedeutung für das Vertrauen und für eine Art *therapeutischen Gehorsams* im Sinne
eines wachsendes Verständnisses für meine Aufgabe in der
gemeinsamen Arbeit, den ich von da an dem Analytiker
und dem durch ihn gelenkten Entwicklungsprozess entge-
genbrachte. Ich gehe hier noch einmal meinem damaligen
subjektiven Erleben nach, um anzudeuten, an welchen Kreu-
zungspunkten und dank welcher therapeutischer Interventi-
onen die entscheidende Erfahrung einer sicheren Basis und
des Gefühls, mich auf eine gute Ordnung hin zu bewegen,
sich herauszubilden begann.

Begehren

Das früheste dieser Erlebnisse, das diese Empfindung vor
allen späteren Erfahrungen begründete und auf mich, die ich
mich als richtungslos erlebte, wirkte wie ein stützendes Im-
plantat, trug sich zu, als ich es noch vermied, die Couch zu
benutzen und dem Analytiker in den Stunden gegenübersaß.
    Von heute aus gesehen bezeichnet das, was diese Erfah-
rung beinhaltet, sowohl den äußersten Punkt damaliger seelischer Entfremdung, einen Augenblick tiefen Erschreckens
vor mir selbst wie zugleich den Beginn ahnender Hoffnung,
allmählichen Verstehens und einer wachsenden Entschieden-
heit, mich dem Sog der Scheinwelt zu entziehen, in der ich
mich aufhielt, ohne mir der für sie charakteristischen Selbsttäuschungen im Einzelnen schon bewusst zu sein.
    Eindrücklicher als alle theoretischen Erwägungen belegt
der im Folgenden beschriebene Vorgang, was Menschen, deren innere Reifungsprozesse gestört wurden, bitter nötig
brauchen, um sich als eine vom Anderen getrennte Einheit zu

erleben und gleichzeitig auch den Anderen, auf den sich Affekte und Triebe richten, als umschriebene Einheit zu begreifen, mit ihm zugehörigen Wünschen und Vorstellungen, die nicht notwendigerweise mit den eigenen übereinstimmen.

Wo eine solche Haltung dem erkrankten Ich bisher fremd geblieben war, ist es nicht leicht, sie zu entwickeln. Es kostet Zeit und stellt die eigene und die Geduld des Therapeuten sicherlich manchmal auf eine harte Probe. Gleichwohl ist es notwendig, sich um sie zu bemühen. Denn sie ist – der Analytiker rief es mir in späteren Phasen der gemeinsamen Arbeit immer wieder in das Gedächtnis – Grundlage und Ausgangspunkt der Fähigkeit, Subjekt und Objekt auseinanderzuhalten und den sich öffnenden Abstand zu ertragen, der beide voneinander trennt. In diesem Zwischenraum geschieht zunächst nichts, was Subjekt und Objekt in eine andere als eine von Fremdheit gekennzeichnete Beziehung setzt. Fremdheit aber lässt sich nur aufheben – oder wird sich vielleicht bestätigen – im kommunikativen Handeln. So ist das Erleben des Getrenntseins gleichzeitig Grundlage gelingender Kommunikation und der sie ermöglichenden Diskursfähigkeit, mit deren Hilfe wir den Abstand zwischen uns und anderen ausloten, ihn regulieren und, wo wir es wollen und es uns möglich erscheint, auch überwinden oder doch verringern können. Ohne die Erfahrung der Getrenntheit zwischen Selbst und Anderen kommt die Fähigkeit, sich konstruktiv auseinanderzusetzen und Nähe oder Distanz bewusst und begründet zu erleben, nicht aus.

Die Anfangsphase einer jeden Therapie ließe sich vielleicht als ein Raum auffassen, in dem sich die Störung und ihre charakteristischen Züge allmählich entfalten und eine immer genauere Diagnose ermöglichen, die das weitere Vorgehen bestimmt. Als Patientin war ich in dieser Zeit geängstigt und gehemmt und versuchte, den Therapeuten unbewusst in meine Welt einzubinden, um meine Angst vor Entdeckung abgewehrter Wesenszüge und dem Verlust dessen, was mir bisher einen, wenn auch prekären, Halt gegeben hatte, in Schach zu halten.

Aber in einem gewissen Sinn war ich – im Rahmen der Störung – auch unbefangen, neugierig und geöffnet, äußerte mich seit langem zum ersten Mal wieder aus einer tieferen, noch eingehender zu erforschenden seelischen Schicht über meine Konflikte, Phantasien und Zweifel, über *meine Welt*, gab sie schrittweise preis, durchwanderte und beschrieb sie in meinem Sprechen, anstatt sie in mir zu verschließen und sie zu erleben als das Gefängnis, das mich isolierte und von der Realität fern hielt.

Dies allein führt schon zu spürbarer Entlastung, einer ersten Lockerung verfestigter seelischer Struktur mit ihren zumeist ängstlich geheim gehaltenen Inhalten. Hinzu kommt die Erfahrung, über befremdliche Inhalte aus dem Unbewussten, die zunehmend an das Licht drängen, zu sprechen zu jemandem, der nicht nur zuhört, sondern jene vollständigere Welt repräsentiert, der anzugehören ich mich sehnte, der die unbewusst mitgeteilten Inhalte aufnimmt, benennt und zu ordnen versucht, Sichtweisen in Frage stellt, Phantasien aus dem engen Bett triebhafter Wünsche und Ängste befreit, sie gleichsam reinigt von moralischer Bewertung, sodass sie einer weniger angstvollen Betrachtung zugänglich werden.

Aber diese Entlastung und Lockerung der Abwehr löste damals zugleich eine überwältigende Sehnsucht nach vorbehaltloser seelischer Öffnung in mir aus, ein umfassendes, kindliches, durch keinerlei Realitätsprüfung gehemmtes, entgrenztes Gefühl, das ich auch heute – aus der Distanz – in seiner Tiefe, Ausschließlichkeit und Gewalt als Liebe bezeichnen würde, eine Liebe allerdings, die ich als Wiederholung eines ungeformten, ozeanischen Gefühls aus einem sehr frühen, später nicht mehr erinnerbaren Stadium menschlicher Existenz erkennen musste.

Es ist die Liebe des Kindes, die – unmittelbar und ohne Verzug – nach Erfüllung verlangt, nach Nähe, Schutz, Zärtlichkeit, Nachsicht und Schonung, die alles Arbeiten auf später verschieben will und mit diesem einen Menschen nachzuholen begehrt, was nie war. Das Kind will gestillt sein und gewiegt, angenommen und gehalten – radikale, rücksichtslose Wünsche, die sich um keine Wirklichkeit kümmern und auszublenden suchen, was an ihrer Erfüllung, an der Sättigung des Verlangens hindern könnte. In dem hier folgenden Gedicht ist diese besondere Mischung aus gewalttätigen Empfindungen und Sehnsucht nach Einfachheit und Ruhe eindrücklich beschrieben:

Mit harter Hand
entblößte heut nacht
ein Sturm
meine Bäume
zerriss ihnen das Kleid
nahm mit Gewalt
ihre biegsamen Körper
dem jungen Ahorn dabei
noch rasch
das Rückgrat brechend
nun tigert die Katze von nebenan
gelangweilt
durchs nasse Gras
auf der Suche
nach etwas zum Töten
Sirenenton
in der Ferne –
ein Martinshorn

Wie still
jene Tage
da ich ein Kind war
das in den Dingen
nichts anderes sah
als das
was die Dinge sind

In meinen Träumen
zur Nacht
fällt lautlos und stetig der Schnee
und mancher Abend
ist nichts als Verlangen
und Warten

Ein regressiver Sog drohte mich hineinzuziehen in die schützende Körperlichkeit eines Anderen um der Aufhebung von Entbehrung willen.

Aber der erwachsenere Teil im Menschen, nicht in jedem Augenblick identisch mit dem beobachtenden Ich, verliert sich offenbar auch in solchen Situationen nicht völlig, sodass seine innere Verfassung vielleicht mitbedacht werden muss. Ich konnte sehen, wie die Grenzen um mich herum verschwammen, die Realität sich an ihren Rändern auflöste und in den dergestalt entgrenzten Raum Affekte einflossen, deren Gewalt ich zuvor nicht hatte ahnen können. Ich gab nach, ließ mich hineinziehen in Vorstellungen des Berührtseins und selbst Berührens, das mir zurückgeben würde, was verloren gegangen war: die glaubhafte Zusicherung, dass ich existierte, angenommen war, gehalten und geliebt.

Die Übertragung von Gefühlen auf den Therapeuten erreicht an dieser Stelle eine unverstellte und ungeahnte Tiefe. Sie dehnte sich in meinem Inneren aus bis an die Ränder des

Bewusstseins und ließ keinen Raum für Vernunft und Realitätsprüfung. Ich empfand nicht Verlangen, ich war selbst ganz dieses Verlangen. Allerdings erlebte ich es in zwei sehr unterschiedlichen Richtungen: als Gefahr, mich zu verlieren, und zugleich als Hoffnung, und mir scheint, dass jede therapeutische Intervention in einem solchen Augenblick sowohl das eine wie das andere im Auge haben müsste: die Furcht des Patienten vor Zurückweisung durch einen für ihn bedeutsamen Menschen samt der damit unweigerlich verbundenen Scham und vor dem Gefühl, Antrieben im eigenen Inneren ohne Gegenwehr ausgeliefert zu sein, und zugleich die noch kaum bewusst wahrgenommene Hoffnung, es könnte gelingen, den überwältigenden Einfluss der Wiederholung zu brechen und frei zu werden für eine andere Art des Umgangs mit sich und der Außenwelt.

Dem Analytiker verlangt die Handhabung der Übertragung in einer solchen Situation vermutlich ein hohes Maß an Entschlossenheit, therapeutischer Sicherheit und Erfahrung ab, aber auch an Einfühlung in die im Grunde verzweifelte Verfassung des Patienten – eine Verzweiflung, die aus langer und bitterer Entbehrung an allem herrührt, was in frühen Jahren Vertrauen und Wirklichkeitssinn aufbauen hilft, und die umso tiefer reicht, je länger wir mit unseren unverstandenen und ungelösten Konflikten gelebt haben. Für den Patienten, vor allem den älteren Patienten, der sich in dieser Situation nicht erschrocken zurückzieht, sich von sich abwendet und reflexartig von neuem abzuwehren versucht, was er undeutlich wahrnimmt, wird eine solche Stunde zu einem Wendepunkt, an dem er entweder aufgibt oder zu erkennen und sich zu fügen beginnt.

Die Wünsche müssen zurückgewiesen werden, und zugleich muss dies in einer Weise geschehen, dass der Patient nicht wieder, wie in der Kindheit, durch eine Abweisung und

Übergehen seiner Gefühle verletzt und beschämt wird. Vielmehr soll ihm an diesem schmerzhaften Erlebnis die Einsicht vermittelt werden, der Andere sei ein Anderer, in einer anderen als der Realität des Patienten lebend und nicht ohne weiteres verfügbar, ebenso wenig wie der Patient selbst verfügbar wäre, trüge ihm jemand Nähewünsche an, die aus vielen Gründen nicht geteilt werden können.

In einer der Stunden, während einer relativ frühen Phase der Analyse, hatte ich angesichts der lange in mir verschlossenen Wünsche nach Aufhebung von Entbehrung, nach einem Ende allen Wartens, unerfüllter Hoffnungen, eines gestalt- und namenlosen, unstillbaren Hungers keine innere Möglichkeit mehr, mein Verlangen nach Gegenliebe, Vereinigung, nach Schutz, Annahme meiner selbst in Seele und Körper durch einen wichtigen – und mächtigen – anderen Menschen zurückzuhalten. In allem, worüber ich sprach, muss deutlich geworden sein, worum es mir ging, wovon ich ergriffen war, und dass ich mich gegen den Ansturm des Verlangens nach Hingabe und Erfüllung, nach endlicher Aufhebung von Isolation, Vereinsamung und diffusen Schuldgefühlen nicht mehr wehren konnte.

Heute kann ich die Verfassung, in der ich mich damals befand, klar und ruhig sehen, mit Distanz und dem Wissen, dass es sich um eine ernste Symptomatik handelte, und mit der Gewissheit, in einen solchen Zustand weder in der therapeutischen Situation noch in meiner gegenwärtigen Lebenswirklichkeit mehr hineinzugeraten. Damals aber war ich wie umgeben von einem feinen, sehr dichten, zugleich durchsichtigen Nebel, einer Art zarter, jedoch widerstandsfähiger Haut, die mich schützte und zugleich hoffnungslos isolierte und Einspruch von außen kaum noch zuließ.

Das, was mich in der Wirklichkeit dieser Stunde schließlich anhielt, das heißt, zur Besinnung brachte und mich zugleich sicher hielt, bestand darin, dass der Analytiker, wie immer ruhig und abwartend in seinem Sessel sitzend, mir zuhörte und nach einigem Überlegen fest und bestimmt, mit großem Ernst, jedoch ohne Kritik und Abwertung zu mir sagte: »Ich kann nicht mit Ihnen schlafen. Es gibt dafür viele Gründe.«

Diese einfachen, unmissverständlichen Worte drangen durch den Nebel des Unwirklichen, der mich umgab, als werde ich im letzten Augenblick von etwas unwiderruflich Zerstörerischem, gegen alle Ordnungen Gerichtetem zurückgerissen, wirksam zurückgeholt in die reale Welt, undramatisch, sachlich, vernünftig. Darüber hinaus aber leistete das eigene Unbewusste eine Art zusätzlicher Hilfestellung, indem es kurze Zeit später ein zwingendes inneres Bild hervorbrachte, das bis heute in mir lebendig ist: Denn in meiner Erinnerung, die hier eher einer Vision gleicht, blieb der Analytiker nicht, wie er es in Wirklichkeit tat, ruhig in seinem Sessel sitzen, sondern erhob sich, richtete sich hoch auf und sprach diese klaren Worte, als verkörpere er den Engel vor den Toren des Paradieses, das mir von nun an verschlossen bleiben würde und in das ich nicht mehr würde zurückkehren können. Ich würde arbeiten und mich verändern müssen und mich mit dem Wirklichen befreunden.

Es war ein Verbot, was da ausgesprochen wurde, die Mahnung, mich eines Tabus zu erinnern, das mein Bewusstsein verdrängt hatte. Und obgleich dieses Verbot wehtat und auch später in der Erinnerung noch manchmal schmerzte, weil die Erfahrung des Anderen inzwischen durch das gemeinsame Arbeiten an realer Substanz und begründeter Tiefe gewonnen hatte, und obwohl das Erlebte tiefe Scham erzeugte über soviel eigene Wirklichkeitsverkennung, war es dieser Augenblick und waren es jene klaren, Grenzen setzenden Worte, die mich mir selbst zurückgaben.

Das in dieser Stunde Erlebte wirkte – solange sich ähnliche Situationen, wenn auch anderen Inhalts, in gemilderter Form und weniger obsessiver Gestalt, noch wiederholten – als ein Schutzwall gegen den Sog von Antrieben und Gefühlen, die aus einer Zeit stammen, da die Ansprüche des Kindes noch keine Grenzen kennen und die es nun zu bearbeiten, deren archaische Gestalt es aufzulösen galt zugunsten reiferer Formen der Zuwendung zur Welt und zu anderen Menschen.

Die vom Analytiker ausgesprochenen Worte machten mich verwundbar, aber auch offener und verzichtbereiter, sie ließen mich meinen Zustand klar erkennen und verwiesen mich auf meine eigenen Möglichkeiten, auch wenn ich sie damals noch nicht sehen konnte. Die Scham hat sich gelegt, geblieben ist das Wissen um die inneren Gefahren von Übergriffen überall dort, wo wir aufgrund von Entbehrungen in der Kindheit als Erwachsene geneigt sind, uns anderen aufzuzwingen mit einem Begehren, das sie nicht teilen und auf das sie nicht antworten können.

Sisyphos

Zwischen den Stunden sah ich mich in der ersten Zeit der Analyse in inneren Bildern oft am Ufer eines Flusses stehen und hinüberblicken in das *Land des Wirklichen* und der Nähe anderer Menschen, das so unerreichbar fern schien. Es gab keine Brücken, die über den Fluss führten, so oft ich auch die Uferränder mit den Augen absuchte nach einer Möglichkeit, auf die andere Seite zu gelangen. Und auch wenn es Brücken gegeben hätte, würden sie, wenn ich sie betrat, schon im Scheitel der Krümmung auseinanderbrechen, und ich würde umkehren müssen.

Der Analytiker hat mir dieses Bild der immer wieder aus-
einanderbrechenden Brücken und Stege, das ich ihm erst sehr
viel später einmal berichtete, gedeutet als wiederholte ver-
gebliche Versuche, verlässliche und dauerhafte Beziehungen
herzustellen und aufrechtzuerhalten. Zugleich aber machte
er mich auf die Illusion aufmerksam, die in der in diesem
Bild erkennbaren Vorstellung liegt, die Brücken zum Anderen
würden sich, einmal geschlagen, als unzerstörbar erweisen.
Vielmehr würde es der Mühe und nie nachlassender Anstrengung bedürfen, Brücken zur Wirklichkeit und zu anderen
Menschen so zu bauen, dass ich zuversichtlich hoffen konnte,
sie würden standhalten. Immer wieder würde ich von neuem
beginnen müssen. Das menschliche Zusammensein unterliegt einem ständigen Wechsel zwischen Nähe und Distanz,
der ausgehalten und immer neu austariert werden muss.

Als wir in späteren Phasen der Therapie eingehender über
diese Zusammenhänge sprachen, hatte sich mein Sicher-
heitsbedürfnis, dem in der Tiefe stets ein Element von Todesangst beigemischt war, gemildert, und ich brachte mir selbst
mehr Vertrauen entgegen. Erst dann konnte ich das Wissen
nachvollziehen, es annehmen und aushalten, dass alles sich
beständig verändert, nichts für immer bleibt, und es in allen
Bereichen des Lebens dauernder und wiederholter Anstrengung bedarf, um sich in eine produktive, nicht zu sehr von
Zweifeln, Projektionen und unerfüllbaren Sehnsüchten und
Ansprüchen gehemmte Beziehung zur Außenwelt zu setzen.

Zu Beginn der Analyse schienen mir derartige Hinweise
nur zu bestätigen, dass die innere Leere, unter der ich litt, sich
nicht würde füllen lassen. Ich hätte mir damals nicht vorstellen können, dass die zuweilen als vernichtend erlebte Erfahrung von Richtungslosigkeit eines Tages aufgehoben sein und
einem Gefühl zunehmender Fülle und Produktivität weichen
könnte, ich mich als weniger abhängig und bedürftig erleben

und mich in der Welt zuversichtlicher, mit mehr Vertrauen in mich selbst und in andere Menschen bewegen würde.

Orale Gier

Die Erfahrungen, die mir im Erleben von Leere, von Halt- und Strukturlosigkeit einen Begriff von der stützenden Natur des analytischen Prozesses und seinen ordnenden Möglichkeiten vermittelten, schließen ein zweites Erlebnis entschiedener Grenzziehung gegen Ende des ersten Halbjahres der Therapie ein.

Ich muss zu Beginn einräumen, dass ich dieses Erlebnis – oder auch mich selbst, mein Handeln währenddessen – bisher nie ganz verstanden habe. Vielleicht ist es aber irreführend zu sagen, ich hätte es nicht verstanden. Eher ist es mir wohl lange Zeit auf der kognitiven Ebene nicht zugänglich geworden, obgleich es in jedem Detail eine nachdrückliche Wirkung hatte und in der Therapie eine Zäsur setzte, die derjenigen nahekommt, die sich aus den klärenden Worten des Analytikers ergaben, wie ich es im ersten Beispiel beschrieb.

Dass es sich mir in erster Linie als unmittelbar eindrückliche Körpererfahrung eingeprägt hat, mag daran liegen, dass sich darin sehr frühe existentielle Bedürfnisse Bahn brachen aus einer Zeit in der Kindheit, an die wir uns als Erwachsene nicht erinnern. Obgleich das Urbild dieses Erlebnisses oder vielmehr die damit wahrscheinlich verbundene frühkindliche Versagung die spätere Richtung meines Lebens stärker bestimmt hat, als mir bewusst war, konnte ich das, was sich innerlich damit verband, bisher nicht in Worte fassen, denn es stammte aus vorsprachlicher Zeit.

Die Stunde, von der ich spreche, fand im Januar oder Februar statt – zu einer Jahreszeit, in der ich jedes Jahr unter einer

Baumpollenallergie leide. Sie kann zu schweren Hustenanfällen führen, die mit beängstigender Luftnot einhergehen.

Ich saß damals dem Therapeuten in dem für die Patienten bestimmten Sessel gegenüber, als mich während des Gesprächs eine dieser Hustenattacken mit einer solchen Gewalt überfiel, dass ich keine Luft zu bekommen fürchtete und in einen Angstzustand geriet. In meiner Not – und unfähig, selbst zu handeln – bat ich den Analytiker um ein Glas Wasser.

Ich sah ihn einen Augenblick lang zögern, sich sekundenlang wie suchend und leicht irritiert im Zimmer umschauen, als könne von dort eine Antwort auf die Frage kommen, wie auf dieses Ansinnen zu reagieren sei. Dann stand er ruhig auf, ging in das Bad und kehrte mit einem Glas Wasser zurück, das er mir reichte. Danach nahm er seinen Platz im Sessel wieder ein.

Ich selbst hatte, nachdem er das Zimmer verlassen hatte, einem heftigen Impuls nach Bewegung nachgegeben, der mich aus dem Sessel trieb, und stand, als er zurückkehrte, aufrecht mitten im Therapiezimmer. Es war, als nähme ich mir Raum, und ich empfand es auch so. Während einiger Minuten blieb ich stehen, trank von dem Wasser und versuchte, mich zu beruhigen. Der Analytiker beobachtete mich freundlich und gelassen, aber ich fühlte mich, entgegen meiner sonstigen Gehemmtheit, nicht beeinträchtigt. Das freie, aufrechte Stehen, vielleicht schon der eigenständige, wenn auch impulsive Entschluss dazu bewirkten, dass ich mich auf eine seltsame Weise befreit fühlte von Fesseln, Körperscham und Verkrampfung. Anders als je vorher oder nachher hatte ich einen kurzen Augenblick lang die Empfindung, in Ordnung, ich selbst zu sein, es sein zu dürfen.

Der Husten ließ nach einigen Minuten nach, und ich konnte es wagen, mich wieder zu setzen. Das Glas stellte ich neben dem Sessel ab und bemühte mich, mich auf den Inhalt der

Stunde und das unterbrochene Gespräch zu konzentrieren. Am Schluss der Stunde fragte ich, wohin ich das Glas stellen solle. Aber der Analytiker nahm es mir mit der gleichen Ruhe und Selbstverständlichkeit ab, mit der er es geholt und mir gereicht hatte, und trug es selbst hinaus.

Soweit der reale Verlauf dieser Episode, die über eine durch die Allergie bedingte symptomatische Reaktion hinaus keinen Anlass zu bieten scheint, sie analytisch zu untersuchen. Die heftigen Gefühle und begleitenden Bilder und die Wirkung, die dieser Zwischenfall auf mich hatte, sprechen jedoch eine andere Sprache.

Ich habe heute den Eindruck, als habe der mich überwältigende Husten gewaltsam eine Situation unterbrochen, die immer eine tief beruhigende Wirkung auf mich hat und mich für die Spanne Zeit, die sie andauert, von einer mir fast ständig bewussten Unterströmung an latenter Angst befreit: in einem Gespräch und nicht allein zu sein, mich äußern zu dürfen, Antwort zu erfahren, angenommen und beheimatet zu sein und ohne Besorgnis. Vielleicht erlebte ich dies in jener Stunde als eine ersehnte, nach Dauer verlangende, aber zugleich als ambivalent wahrgenommene Situation, der ein Teil von mir nicht traute, sodass dieser Teil – aus einer frühen negativen Erfahrung heraus – der Ruhe und Kontinuität vorauseilend ein Ende zu setzen trachtete, um einem drohenden Abschied, einem Entzug, einer erwarteten Begrenzung zuvorzukommen. Zugleich aber empfand ich mich als unfrei, gebunden und abhängig, und vielleicht waren es diese Empfindungen, die mich mit so starken motorischen Gegenimpulsen reagieren ließen. Noch immer sehe ich es nicht genau und kann nur fortfahren im Erzählen dessen, was in mir vorging.

Die unvermittelte Unterbrechung des Gesprächs durch den Husten löste Vernichtungsangst aus, Unruhe, Hilflosigkeit, auch Scham und den Wunsch, im Zimmer und in mensch-

licher Nähe bleiben zu wollen. Ich konnte deshalb das Nahe-
liegende, das, was erwachsenes Handeln bedeutet hätte, nicht
tun. Unbewusst muss ich mich gefürchtet haben, das Zimmer
zu verlassen und gleichsam die nackte, harte Wirklichkeit in
diesen so sehr benötigten Schutzraum einströmen zu lassen.

Das Ich war, als der Hustenanfall begann, sehr schwach,
eigentlich kaum vorhanden, gerade noch imstande, die auf-
steigende Angst in Sprache, in die Bitte um das Glas Wasser
zu kleiden, also um Hilfe zu bitten, auf die Gefahr hin, abge-
wiesen und auf mich selbst verwiesen zu sein – eine Möglichkeit, die mir vage durchaus bewusst war.

Es kam jedoch etwas anderes hinzu: Einen winzigen Augenblick lang hatte ich den Analytiker unsicher gesehen, wie
auf meine unerwartete Bitte zu antworten sei. Ich erfuhr ihn
in dieser nur Sekunden andauernden Zeitspanne als authen-
tisch und menschlich, als jemanden, der auf eine ungewohnte
Lage reagieren muss und kann. Als meiner Bitte dann ent-
sprochen wurde, erlebte ich dies als mutig, glaubte darin
auch eine Bereitschaft zu erkennen, ein therapeutisches Ri-
siko einzugehen. In meinen Augen bedeutete dies zugleich,
dass meine Notsituation anerkannt und mir ein Vertrauen
entgegengebracht wurde, dass ich dem Wunsch nach bedin-
gungsloser Versorgung, um die es mir hier offenbar ging,
wieder würde Einhalt gebieten können. Obgleich ich die
Einzelheiten dessen, was vor sich ging, damals noch nicht so
präzise wahrnahm, machte mich dies dankbar, und ich wollte
dieses Vertrauen beantworten, indem ich die Bereitwilligkeit
des Analytikers nicht ausnutzte. Sie schien mir eine kostbare
und seltene Gabe, deren Einmaligkeit und Unwiederholbar-
keit ich auf der Erwachsenenebene unmittelbar verstand und
bejahte.

Welch innerer Vorgang aber lag dem Impuls zugrunde,
der mich veranlasst hatte, aus meinem Sessel aufzuspringen

und mir gleichsam motorisch *Luft zu machen.* Zum einen war es sicher die Erfahrung, dass ich nicht zurückgewiesen worden war, der Verzicht auf Vorwurf und Kritik. Dies mochte Freude und Erleichterung ausgelöst haben. Es hatte mich viel gekostet, um das Glas Wasser zu bitten, anstatt es mir selbst zu holen, und ich hatte mich schuldig gefühlt, als hätte ich etwas im Grunde Unvertretbares, Unannehmbares verlangt.

Es war zum andern die, wenn auch kurze, Verkehrung der Rollen, die mich berührte und entlastete. Ich hatte – ohne es bewusst darauf angelegt zu haben – den Analytiker dazu bringen können zu tun, wonach ich so dringend verlangte. Ich hatte etwas gebraucht, und jemand war gekommen und hatte es mir gegeben, ohne mich zu beschämen und mir Schuldgefühle zu bereiten. Dies ließ mich bereitwillig und erleichtert unmittelbar darauf wieder in die vertraute, tragende Ordnung des Wahrnehmens und Betrachtens zurückkehren.

Als der Analytiker am Ende der Stunde das Glas entgegennahm und es hinaustrug, erlebte ich dies, als spanne sich ein Bogen von dem ersten Reichen des Glases bis hin zu diesem Zurückbringen und umschließe ein vorbehaltloses Geben und Gewähren, das Anerkennen eines existentiellen Bedürfnisses und ein Wissen um die Abhängigkeit und Verlorenheit, in der ein Kind sich befindet, wenn es Angst hat.

Entscheidend scheint mir jedoch auch heute noch, dass mir nicht zu wenig, aber auch nicht zu viel gegeben worden war, sondern gerade so viel, wie ich brauchte, um Angst zu mildern, mich als gestillt zu erleben und mir Grenzen wieder aus eigener Kraft setzen zu können. Ich anerkannte die Ausnahme, und ich wollte diese gute Erfahrung nicht durch unangemessene Wünsche beschädigen. Die Überlegung und Entscheidungskraft, die in dem Handeln des Analytikers gelegen hatte, hatten Hunger und Angst zurückgedrängt und etablierten stattdessen ein erstes Maß für das, was wir vom

Anderen erhoffen können, ohne seine Grenzen zu verletzen und seine durch eigene Geschichte und Erfahrungen bedingte Reichweite menschlicher Möglichkeiten zu missachten und zu überfordern. Da in den Stunden im Zusammenhang mit meiner Störung häufig das Problem der oralen Gier angesprochen worden war, wertete ich dieses Erlebnis als einen kleinen Reifungsschritt, der mir Mut und Zuversicht einflößte.

Als wir in der nächsten Stunde über diese Episode sprachen, wurde ich darauf aufmerksam gemacht, dass orthodoxe Kollegen mir wahrscheinlich nicht in dieser Weise entgegengekommen wären. Aber ich konnte von einer Phantasie berichten, die sich im Anschluss an dieses Erlebnis entwickelt hatte und belegte, was es mir an wertvollen Einsichten gebracht hatte.

In diesem inneren Bild sitzt der Analytiker in dem Sessel, in dem er immer zu sitzen pflegt. Hinter ihm erkenne ich eine Art Zimmertheater mit einer kleinen Bühne, vor der ein dichter, faltenreicher Vorhang hängt. Ich selbst sitze ihm, wie immer, gegenüber, versunken in die Betrachtung eines niedrigen, weißen Lattenzauns, der zwischen uns hindurchläuft und seinen Platz von dem meinen abtrennt. Diese Abtrennung erscheint mir nicht bedrohlich, abweisend oder vereinsamend, ich empfinde sie als natürlich, selbstverständlich und Halt gebend.

Die eindrücklichste der dieses Bild begleitenden Empfindungen betraf demnach die Errichtung einer Grenze, die den Anderen frei ließ, aber auch mich selbst. Das Element der Freiheit lag in einer ersten Hinnahme von Getrenntheit und der ihr als Möglichkeit innewohnenden Autonomie. Das entscheidende Moment bestand in der ruhigen Geste, mit der der Analytiker mir wortlos das Glas Wasser gereicht, sich dann aber in seinen Sessel zurückgezogen hatte, um mich meinen eigenen Bewältigungsversuchen dessen, was sich zugetragen hatte, zu überlassen und zu warten, bis ich mich wieder dort einfand, wo die Stunde unterbrochen worden war.

In diesem Erlebnis eines intuitiv nachgiebigen, wohl dosierten und klug begrenzten Verzichts auf die gewohnte therapeutische Zurückhaltung lag ein schöpferisches Element, das mir im Hinblick auf frühe Erlebnisse des Verlassenseins eine seltene und kostbare Gegenerfahrung schenkte.

Es ist in dieser kurzen Szene – mit Ausnahme meiner Bitte um das Glas Wasser – nicht gesprochen worden. Handeln und Reagieren vollzogen sich schweigend, und beides war wechselseitig eng aufeinander bezogen. Obgleich also die Sprache – im analytischen Prozess eigentlich grundlegendes Arbeitsmittel – keine wesentliche Rolle spielte, handelte es sich aus meiner heutigen Sicht um gelingende Kommunikation, in der eine gute Distanz gewahrt blieb, ohne mich als Patientin der Härte eigener Bewältigungsversuche von Hilflosigkeit und Angst mehr als notwendig und therapeutisch geraten auszusetzen.

Unter klinisch-theoretischen Vorzeichen kann ich das Vorgehen des Analytikers nicht bewerten. Ich spürte aber damals mehr oder weniger bewusst, dass ihm eine spontane und zugleich intuitiv durchdachte Handlungsüberlegung vorausgegangen sein musste und der Analytiker sich unmittelbar an der aktuellen Situation auszurichten entschloss. Er hätte mich meiner Angst überlassen und mich durch Nichthandeln bewegen können, sie auszuhalten und eine selbständige Lösung zu finden. Hätte ich ungeachtet meiner Angst für mich sorgen, aufstehen und ins Bad gehen können, um mir das Glas Wasser selbst zu holen, wäre sicherlich der Eindruck entstanden, mir sei da ein wichtiger und notwendiger Reifungsschritt gelungen.

Vergegenwärtige ich mir aber meinen damaligen inneren Zustand – es handelt sich ja noch um ein frühes Stadium der

Analyse –, so glaube ich, dass damit ein bedeutsamer Schritt übersprungen worden wäre. Gerade die tiefe und als vorbehaltlos erlebte Erfahrung, dass mein Hilferuf ruhig und gelassen, ohne mich durch Überfürsorge zu bedrängen, beantwortet wurde, legte den Grund zu einer weiteren Entwicklung hin zu Autonomie. Sie schuf ein Gefühl des Vertrauens und Angenommenseins, das ich danach nicht mehr jenen fundamentalen Zweifeln auszusetzen brauchte, die die Arbeit so sehr belasten können.

Auf der Ebene des sehr kleinen Kindes beinhaltete diese Erfahrung die angstlösende Sicherheit, die in der ruhigen und verlässlichen Gegenwart einer verfügbaren Bezugsperson liegt. Auf der sozialen (erwachsenen) Ebene unterbrach sie den Wiederholungscharakter des Verlangens, den Allmachtsvorstellungen immer von neuem zur Geltung zu verhelfen. In den Empfindungen von Gestilltsein und Sättigung konnte sich eine Grenze etablieren, die ich als Patientin aufnehmen und anerkennen und als Impuls erleben konnte, mir zur Notwendigkeit autonomen Handelns Gedanken zu machen.

Überdies kam diese Erfahrung bei mir nur zu einem Teil als das Erleben ersehnter Erfüllung des heftigen Begehrens nach Nähe und Gestilltsein an. Vielmehr hatte der Analytiker sein therapeutisches Handeln so gestaltet, dass ich sowohl das angstlösende Genährtwerden wie auch die Errichtung einer ersten wohltuenden und Halt gebenden Grenze nebeneinander erleben konnte. Es führte zu Beruhigung und einem allmählichen Nachlassen des quälenden seelischen Hungers wie – im intersubjektiven Raum – zu einem ersten, mehr ahnungsvollen als schon fassbaren Erleben von Differenz.

Eine zusätzliche Erwägung beschäftigt mich jetzt beim Niederschreiben. Nach fast vierjähriger analytischer Therapie frage ich mich heute, ob nicht in dem eruptiven Begehren nach Hilfe und Beistand, das die zuvor geschilderte Szene ein-

leitete, schon ein Element des Neides – auf die Fülle des Analytikers – gelegen hat, auf der Erwachsenenebene seinerzeit
vielleicht eher fühlbar als Neid auf seine analytische Kompetenz und Macht. Es wäre ein langer Weg von diesem damals
sicher durch Bewunderung und Abhängigkeit verdeckten
Neid bis in meine heutige Gegenwart, in der ich die kräftezeh-
renden, bisher fast ausschließlich destruktiven Neidgefühle
auf die Fülle anderer in mir langsam sehen und mir vorstellen
kann, dass sie sich produktiv nutzen ließen – als Verzicht auf
Vergleich und als Ansporn, auf dem eigenen Acker den Be-
schäftigungen eigener Wahl zuversichtlich nachzugehen.

Die hier geschilderte Erfahrung hat sehr früh ein Gebot
der Selbstsorge und Eigenverantwortlichkeit etabliert, das
unausgesprochen die gesamte Arbeit begleitete, auch wenn
ich ihm nicht immer nachkommen konnte.

Sublimierung

Während die beiden soeben geschilderten Begebenheiten
vielleicht einen Eindruck vermitteln, welcher Natur einige
der verwirrenden Verstrickungen waren, aus denen ich mich
herauszuarbeiten hatte, gab es jene andere Stunde zu einem
sehr viel späteren Zeitpunkt, die mir zeigte, welchen Weg ich
seither zurückgelegt hatte.

Ich verbrachte die Stunden damals schon auf der Couch
und schlug mich wieder einmal mit Gefühlen der Zärtlichkeit
und Dankbarkeit gegenüber dem Analytiker, mit der Empfindung, in jenem Zimmer zu Hause zu sein und mit Nähe-
und Berührungswünschen herum. Es war Winter, draußen
wurde es um diese Zeit – die Stunde begann um neun Uhr
morgens – nur sehr langsam hell, und um die Couch verbrei-
teten zwei kleine Lampen ein warmes, vertrautes Licht.

Und ich begann zu sprechen, beschrieb, wie ich langsam durch das Zimmer wandern und jeden Gegenstand behutsam berühren wollte, am intensivsten die vielen Bücher in den Regalen, die die Wände bedeckten. Meine Hände nahmen jede Berührung der Buchrücken in Gedanken vorweg, die Finger schienen ein besonders intensives Tastempfinden zu entwickeln, eine körperlich spürbare Wahrnehmungsfähigkeit, in der Kinderzärtlichkeit, Bewunderung und mein eigenes erwachsenes Wissen um den in Büchern enthaltenen Reichtum sich sammelten, Gefühle, denen ich mich in jenem Augenblick furchtlos und dankbar überlassen konnte.

Hier vollzog sich in meiner Erinnerung ein erstes staunendes Wahrnehmen dessen, was einen anderen Menschen über seine körperliche Präsenz hinaus ausmacht, etwas Wesentliches über ihn aussagt. Diesem stillen, achtsamen Vorgang einer Annäherung lag nicht eine enttäuschende Erfahrung zugrunde, die mich gezwungen hätte, mich den Büchern im Sinne eines resignativen *pars pro toto* zuzuwenden. Vielmehr beruhte er auf einer seelischen Öffnung, einer spürbaren Erweiterung des Erfahrungs- und Handlungsspielraums. Es lag darin eine starke innere Bewegung auf das Wirkliche, Fassbare hin, das zu lieben und dem nachzueifern mir erlaubt sein würde.

Nicht mehr so stark gespeist von der hoffnungslosen ersten Gebundenheit an die Person des Analytikers, flossen die Empfindungen freier, richteten sich auf eine Realität, die auf der Entdeckung einer Gleichheit oder doch Ähnlichkeit beruhte. Sie bezog sich hier auf die Liebe zu Büchern – Regungen, die ich bei ihm vermuten konnte, weil die Erfahrung der Stunden und die Bücher selbst, ohnehin atmosphärisch wichtiger Teil des analytischen Ortes, dies nahelegten. Aber ich fand solche Regungen auch in mir vor als vertraute, eigenständige Impulse, die mein Leben seit jeher bereichert und eigene Ziele und Gestaltungswünsche genährt hatten. Alles war gut, und was vielleicht auf den ersten Blick hätte anmuten können wie ein Verzicht, eine resignative Verschiebung des Gefühls von der Person auf die Dinge, die zu ihr gehören, wurde im Rahmen des therapeutischen Geschehens zu einer neuen Erfahrung von Gemeinsamkeit. Sie beglaubigte die Legitimität zugewandter Empfindungen und löste sie zugleich heraus aus der Enge kindlicher Ausschließlichkeitswünsche, die die Entwicklung reiferer Gefühle hemmen.

In dem Berühren und Streicheln der Bücher, das ich mir ausmalte, in dieser versunkenen Wanderung des inneren Kindes entlang den Regalen lag ein Element von Einfühlung in die geistige Welt eines anderen Menschen, das ohne Eigeninteresse war und mich davor schützte, mich dieser liebenden, sich mit dem, was so eng mit der Person des Anderen verbunden war, identifizierenden Gefühle zu schämen. Denn auch außerhalb der Therapie waren Bücher und ihre Inhalte für mich von großer realer Bedeutung, waren Gefährten und Quelle eines wesentlichen Teils meines Lebenswissens und tiefer Übereinstimmung mit anderen Menschen. Es erschien mir nur natürlich und angemessen, auch jene Bücher zu lieben, denen der Analytiker zugetan war, die er benutzte, mit denen er lebte und in denen ein Teil jenes Wissens um Zusammenhänge aufbewahrt war, das er, gefiltert durch eigenes Urteil, persönliche Erfahrung und selektive Entscheidung, an mich weitergab wie eine Milch, die mich nährte und für ein unabhängigeres Leben stärkte.

Prozesse dieser Art zu beobachten und ihre Wirkungen an sich zu verfolgen, begründet eine verlässliche Motivation, die Analyse fortzusetzen. Es bedeutet einen Zugewinn an innerer Freiheit, sich herauszulösen aus Bindungen, die in der gelebten Wirklichkeit keinen Ort finden können, weil sie geprägt sind von unbewussten Antrieben, die die Wirklichkeit verkennen und aus einer Zeit stammen, die das erwachsene Leben nicht mehr in diesem Ausmaß beeinflussen sollte.

Über den gesamten Zeitraum, besonders aber in solchen schwierigen, manchmal fast unlösbar erscheinenden Konflikten, blieb die Arbeit verbunden mit der als existentiell empfundenen Frage: Lebendigkeit oder endgültiger innerer Tod. Im Laufe der Zeit sah ich, was es bedeutet, ein schwieriges Vorhaben mit prognostisch unsicherem Ergebnis dennoch weiterzuverfolgen, nicht zu erlahmen, sich gleichsam durchzubeißen. So sind diese Jahre auch konkretes Anschauungsmaterial für meine Arbeitsschwierigkeiten, die sich im Laufe der Behandlung langsam, wenn auch oft noch unterbrochen durch Phasen vollständigen inneren Schweigens und beängstigender Zusammenhanglosigkeit, aufzulösen begannen.

Destruktivität, der Andere und Differenz

Von nachhaltig verstörender Wirkung bei meinen Versuchen, mir selbst gegenüber ehrlich zu sein und die innere Wirklichkeit ohne Beschönigung wahrzunehmen, erweist sich immer wieder der Einblick in das eigene zerstörerische Potential mit den nur zögernd zugelassenen Empfindungen von heftigem Neid, Missgunst, auch Hass und tief verborgenen Wünschen, andere anzugehen, sie als Person zu entwerten und die Außenwelt verantwortlich zu machen für Entbehrungen, die allein meine Lebensgeschichte mir auferlegt hat. Obgleich ich mich kenne und um die Fehlhaltungen weiß, entmutigt es mich immer wieder zu erleben, wie stark dies alle anderen Regungen und das Verhalten gegenüber der Umwelt durchdringt und wie viel Mühe es kostet, die Neigung zu destruktivem Denken und Handeln in konstruktivere Weisen des Umgangs mit anderen und sich selbst zu verwandeln.

Das analytische Sprechen über die zunächst unbewussten, dann aber zunehmend in das Bewusstsein drängenden destruktiven Phantasien über mich selbst und andere glich zu Beginn einer Führung durch unwegsames, archaisch dunkles Gelände, das zu betreten ich mich fürchtete. Es erschien mir unannehmbar, dass zerstörerische Impulse von solch erschreckender Konsequenz und Kompromisslosigkeit Teil meines Wesens sein sollten.

Aber solange ich davor noch zurückwich, blieben die damit zusammenhängenden Vorstellungen aufgehoben und bewahrt beim Therapeuten und wurden immer wieder angesprochen, bis ich sie betrachten und annehmen und mich der Versuchung entziehen konnte, sie immer wieder ins das Unbewusste zurückzudrängen. Dieses Bewahren und beständige Thematisieren der im Menschen wohnenden Destruktivität bedeutete eine große Hilfe bei dem Bemühen, sie langsam zu integrieren, das heißt, als Teil der inneren Welt anzuerkennen und mit ihr zu rechnen. Es zu lernen, die mit destruktiven Antrieben verbundenen Wiederholungszwänge zu unterbrechen und die unbewiesenen Annahmen über andere als Projektionen zu erkennen, gehört zu den großen fördernden Erlebnissen einer analytischen Therapie.

An dieser Stelle möchte ich mir noch einmal – wie schon in der Einleitung – die Frage stellen, worin diese Therapie sich unterscheidet von denjenigen, die hinter mir liegen.

Wenn ich im Erstgespräch *so* entschieden davon sprach, so nicht leben, also etwas ändern zu wollen, gab ich damit – vielleicht damals eher unbewusst – auch einer nagenden Beunruhigung Ausdruck. Sie betraf die Kluft, die sich zu öffnen drohte zwischen meinen ethischen Grundüberzeugungen und den sich unter dem Druck der Pathologie verengenden Möglichkeiten, diese zu leben – in menschlichen Beziehungen, in den Haltungen dem Leben gegenüber. Ich wollte ein gutes Leben führen und hatte doch das Gefühl, mich immer weiter daraus zu entfernen.

Es war vielleicht in jenem ersten Gespräch nicht mehr als eine atmosphärische Schwingung, die mir die Überzeugung vermittelte, mit dieser inneren Verfassung dort angekommen zu sein, wo ich sie offen dem Licht würde aussetzen können. Ohne dass der Analytiker es ausdrücklich zur Sprache gebracht hätte, hörte ich aus allem, was er sagte und wie er mir die zu erwartende Arbeit inhaltlich beschrieb, eine auf meine grundlegenden Selbstzweifel gerichtete Botschaft heraus: Veränderung würde bedeuten, das, was gutes Leben umfasst, neu zu definieren und an denjenigen Wesenszügen zu arbeiten, die einem von Menschlichkeit getragenen Denken und Handeln widersprechen.

Die Kompetenz des Analytikers konnte ich damals nicht beurteilen, mich ihr nur vertrauensvoll überlassen. Aber ich ahnte, dass ich mich mit meinem Willen zu Veränderung dort an einem guten Ort befinden würde. Dies ist es auch, was ich meinte, wenn ich im ersten Teil des Berichts sage, dass das entscheidende Angebot dieser Therapie – neben den klaren Grenzziehungen – in Forderung und Verpflichtung bestand. Denn auch dies bietet Grenzen und Halt, weil es die richtungslosen, geschwächten oder brach liegenden Kräfte im Ich noch einmal auf ein konkretes Ziel hin sammelt.

Bevor ich auf das seelische Erleben von Destruktivität innerhalb der Therapie eingehe, möge auch hier ein eigener Text das die Existenz bestimmende Grundgefühl von Isolation, Enge (Angst), Bedrohung und den Versuch des Ich zeigen, sich zu behaupten, sich der Vernichtung zu entziehen – wobei das sich darin aussprechende Ich sowohl Objekt wie Subjekt von Destruktivität ist, insofern es die in sich erlebten zerstörerischen und ängstigenden Kräfte projektiv nach außen verlagert:

Noch einmal die Nacht
Noch einmal der Traum

Tage der Ruhe
Seltsam deutliche Bilder.
Das Tal, eng und einsam, wird von Menschen gemieden.
Doch ist mein Haus geräumig. Fenster gliedern die Mauern,
lassen sie leicht und durchlässig erscheinen.
Ungehindert geht mein Blick in alle Richtungen.
Ich entbehre nichts.

Doch scheint heute alles verändert.
Es schweigen Vögel, Bäume und Wind.
Ein Anhalten des Atems, als würde das Ausatmen eine noch
unbekannte Gefahr beschleunigen.
Ich versuche, mein beunruhigtes Herz zu beschwichtigen.
Es schlägt rasch und heftig, Vogelherz, das sich ängstigt.

Die Ursache der veränderten Stimmung kann ich nicht erkennen.

Da kommt mir die Staumauer in den Sinn, die das Tal nach
Süden hin abschließt. Hoch über dem Dorf liegt der See, dessen
Wasser sie zurückhält.
Furcht benimmt mir den Atem.
An die Stille kann man sich gewöhnen, mit der Zeit ist sie
einem vertraut, zuweilen belebt von einer sanften Melodie, der
ich lausche, ohne mich überredet oder bedrängt zu fühlen.
Doch ist das dort draußen nicht Stille. Es ist eine tödliche
Ruhe, darin verbirgt sich Furcht.
Der Staudamm. Ich habe nur selten an ihn gedacht, habe ihn
vielleicht absichtlich vergessen und mich in Sicherheit gewiegt.
Aber ich kann die Augen nicht mehr verschließen. Der Damm
schweigt und wartet. Der Damm bedroht das Tal.

Der Tag löscht sein Licht und das Tal ist sich selbst überlassen.
Früher als sonst bricht die Nacht herein und ist von unge-
wohnter Dunkelheit. In großer Eile verhängt sie den Himmel,
kaum Zeit bleibt den Vögeln, ihre Nester aufzusuchen.
Beklommen lege ich mich zur Ruhe, falle in einen unruhigen
Schlaf, aus dem ich freudlos erwache. Wie immer versuche ich
mich am Fenster meiner Welt zu vergewissern, aus der mich
der Schlaf am Abend fortgetragen hatte.
Ich höre ein Knirschen, kaum wahrnehmbar zuerst, dann
stärker, das Rinnen von Sand. Steine schlagen auf, rollen über
den Boden. Die Erde bebt, schwach zunächst, dann in kurzen,
nachhaltigen Stößen. Die Fensterscheiben klirren, ich suche
mir Halt.
Ich sehe den Kirchturm schwanken, Steine lösen sich, immer
mehr, immer rascher, als finde die Bewegung endlich den
Rhythmus, den sie lange gesucht hatte. Der Turm neigt sich ein
wenig zur Seite, scheint einen Augenblick zu zögern und sinkt
langsam in sich zusammen.
Gleich darauf ein Bersten, ein Splittern und Tosen, als lösten
die Berge sich aus ihren Fundamenten. Doch es sind nicht die
Berge. Der Damm ist es, der auseinanderbricht und dem See
den Weg öffnet. Bleigraues Wasser ergießt sich aus dem Becken
oberhalb des Dammes. In wenigen Minuten füllt sich das Tal,
und wie immer, wenn etwas lange zurückgehalten wird, voll-
zieht sich der Vorgang mit großer Gewalt.

Wenig später kommt es mir so vor, als hätte es nie Geräusche
gegeben. Das lebhafte Zwitschern und Singen der Vögel ist
erstickt, verstummt das vertraute Läuten der Glocken.
Bald wird das warme Rauschen des Regens vergessen sein,
das trockene Aufschlagen loser Steine während der heftigen
Stürme, der Gesang des Windes im Winter um das Haus.
Eine kalte, lastende Finsternis umgibt mich, eine tödliche

Ruhe, deren Endgültigkeit jede Verbindung der Lebewesen
untereinander, ihr lebhaftes Zwiegespräch zertrennt.
Ich stehe lange und versuche meine Lage zu begreifen. Es ist
nicht eigentlich ein folgerichtiges Nachdenken, eher ein tasten-
der Versuch zu erkennen, ob sich aus dem, was geschehen ist,
noch Signale einer Zukunft herauslesen lassen, Anlass für einen
Lebenswillen, der nicht von vornherein vergeblich wäre. Ein
passives Warten und Lauschen, eine feinere Wahrnehmung.

In der Stille, die mich umgibt, glaube ich nach einer Weile
unerwartete Anzeichen von Leben zu vernehmen, Laute einer
Sprache, die mir nicht vertraut ist und mich dennoch erreicht.
Seltsam beredt ist diese Stille, etwas sucht sich mir mitzuteilen,
ohne dass ich den Sinn der fremden Laute erfasse. Die Stim-
men sind nicht bedrohlich, sondern sanft und freundlich und
voller Gesang.
Unvermittelt legt sich die Lähmung, die mich an der Bewegung
hinderte. Noch einmal schaue ich hinaus, und nun ist mein
Blick klar und nicht getrübt von stummer Furcht.
Das Haus steht, es ist unzerstört. Es wird nicht vom Wasser
erdrückt wie alles andere dort draußen. Die Fenster halten dem
ungeheuren Druck stand, der sie von außen bedrängt.
Nie wieder wird das Tal so sein, wie ich es kannte und liebte.
Die Vegetation, alles Leben ist ausgelöscht. Die Bodenfläche ist
nicht groß genug, der Untergrund zu steinig, als dass sie mit
der Zeit das Wasser aufnehmen könnten.
Von der Auslöschung alles Lebendigen bin ich ausgenommen.
Mein Dasein ist auf sehr engem Raum zusammengedrängt.
Doch ich lebe.

Die sich im Folgenden anschließende Sequenz innerer Bilder
und mein Befinden während der Versuche, ihre Wirkung auf
mich zu verarbeiten, zeigt das bittere Erleben destruktiver

Gefühle, ausgelöst von tief verankerten Empfindungen des Mangels, denen noch nicht mit dem Bewusstsein der Möglichkeiten eigener Produktivität begegnet werden kann. Sie belegt zugleich, wie hilfreich es sein kann, solche Gefühle nicht abzuweisen, sondern sie bewusst wahrzunehmen, ihre Ursachen zu verstehen und sie in konstruktive Impulse umzudenken.

Ich träume und frage den Analytiker im Traum: »Ist meine Arbeit gut?« Und er, mich beim Vornamen nennend, entgegnet: »Ja, Regine, Ihre Arbeit ist gut.« Ich assoziiere einen Lehrer, der mir kritisch begegnet, wenn es notwendig ist, mich aber auch lobt, wenn ich mich anstrenge und versuche weiterzukommen. Es ist ein konstitutives Element des Vertrauens, das ich ihm entgegenbringe, mich auf beides – auf Korrektur und, wo es berechtigt ist, auf Zustimmung – verlassen zu können.

Unmittelbar darauf drängt sich mir – als hätte ich diesen zustimmenden Traum nicht geträumt – die Vision eines tiefen Brunnenschachts auf. Seine Wände, in feierlichem, warmem Gelbrot leuchtend, sind glatt, ohne Vorsprünge und Unebenheiten. Ich kann bis auf den Grund sehen. Dort, weit unten, verlassen und beschädigt, liegt mein Selbstwertgefühl – unerreichbar, fern meinem Körper, nur mittels einer Art langer Nabelschnur mit mir verbunden.

Beim Nachdenken über diesen Traum und das anschließende Bild entsteht in mir das unbestimmte Gefühl, die Frage nach der Qualität meiner Arbeit beinhalte eigentlich – oder zumindest auch – eine Frage nach meinem Wert als der Mensch, die Frau, die ich bin. Auch scheint darin eine Hoffnung aufzuleuchten, meine Arbeit – innerhalb der Therapie und außerhalb, vielleicht in meinem Schreiben – werde dazu beitragen, die Überzeugung, ich sei etwas wert, in mir zu festigen oder überhaupt erst zu etablieren.

Diese Hoffnung weist in zwei unterschiedliche Richtungen: eine, auf die sich auszurichten legitim wäre, und eine zweite, die mit anfechtbaren Größenvorstellungen einherginge.

Ohne Zweifel würde gutes Arbeiten das Selbstwertgefühl stärken, und mich darauf auszurichten würde mich weiterbringen. Andererseits aber dürfte ein verlässliches Selbstwertgefühl vom Gelingen dessen, was ich unternehme, allein nicht abhängen. Ich müsste hinnehmen, wenn mir etwas misslänge, wenn ich scheiterte. In der Erfahrung des Scheiterns läge nur die normale, alltägliche Entmutigung, die durch neuerliche Anstrengung zu mildern und – manchmal – zu überwinden wäre. Sie wäre vorübergehend, beträfe mich nicht existentiell, vernichtete weder mich noch die mir zur Verfügung stehenden Kräfte, mich mit dem Scheitern produktiv auseinanderzusetzen.

In der folgenden Stunde zeigt sich jedoch mein Dilemma im Zusammenhang mit meiner Arbeitsstörung wieder sehr deutlich, wird in seiner Gesamtheit für mich als Patientin noch einmal sehr fassbar.

In einem der wiederholten Versuche, mich nicht nur mit den eigenen Denkprozessen zu beschäftigen, sondern auch Beiträge anderer einzubeziehen – das heißt, mich dem Können, der geistigen Fülle und dem intellektuellen Einfluss anderer auszusetzen –, hatte ich mir ein Buch gekauft, das unter anderem einen Beitrag des Analytikers enthielt (Hemmer, 2007).

Als ich mich mit diesem Text zum ersten Mal beschäftige, spüre ich, wie sehr er mich berührt und mich Teile des therapeutischen Prozesses noch auf einer tieferen Ebene verstehen lässt. Aber ich empfinde auch große Angst. Ich unternehme mehrere Versuche, mich dem Inhalt zu öffnen, aber die Angst lässt sich nicht überwinden, ich verschließe mich, richte eine

innere Mauer auf gegen das, was ich als Gefahr einer Überflutung erlebe mit fremdem Denken, das mich auslöschen wird.

In der nächsten Stunde berichte ich dem Analytiker von
dieser Erfahrung. Er übergeht – so scheint es mir – den Inhalt meines Berichts, die Verunsicherung und Enttäuschung
über mich selbst. Stattdessen benennt er – unerwartet harsch
und schonungslos eindringend – die Personen, von denen ich
mich, wie er weiß, wiederholt auf die eine oder andere Weise
überflutet, dominiert und ausgelöscht fühle, einzeln mit Na-
men, stellt sie also gleichsam um mich herum und fügt hinzu:
»Es ist Neid, der Neid auf die Fülle, auf das Können und Machen anderer.«

Zum besseren Verständnis meiner Reaktion sei hier erwähnt, dass ich mich in dieser Stunde, bedingt durch einen
anstrengenden Umzug in eine neue Wohnung, müde und
ortlos fühlte und Anerkennung zu verdienen meinte dafür,
dass ich trotzdem pünktlich zur Stunde erschienen war. Ich
erlebte mich als schwach und bedürftig, konnte dies aber
nicht mitteilen und erwartete, der Analytiker, der von dem
Umzug wusste, werde verstehend erraten, wie mir zumute
war, und mir Schonung angedeihen lassen.

Stattdessen greift er mich an. So jedenfalls erlebe ich es.
Enttäuschung, Wut und ein anmaßendes Verlangen nach Verständnis und Rücksicht ergreift von mir Besitz, das ich jedoch
ebenso wenig zu äußern, nicht einmal in mir zuzulassen wage.
Ich bleibe gehorsam, nicke zu jeder seiner Bemerkungen zu-
stimmend und fühle mich im Übrigen verlassen, gedemütigt
und schuldig, ohne es mir zu erlauben, Wut und Gegenwehr
zumindest offen in mir wahrzunehmen. Voller Scham, in tiefer Irritation verlasse ich danach die Praxis.

Das ganze Ausmaß unterdrückter destruktiver Gefühle
spüre ich erst in den auf diese Stunde folgenden Tagen. Ein
heftiger Kampf bricht aus und tobt tagelang in mir zwischen

Gefühlen der Scham, Verletztheit und einer unüberhörbaren, unerbittlichen Mahnung des beobachtenden Ich, mir einzugestehen, was mich – ungeachtet der in der Stunde zur Schau getragenen Fügsamkeit – wirklich erfüllt hatte und sich nun Bahn bricht mit einer Gewalt, dass es mich fast auseinandersprengt. Diese heftige, teilweise bedrohliche innere Auseinandersetzung mit einander widerstreitenden, zerstörerischen Impulsen mündet schließlich in ein präzises, eindeutiges Bild, das die verwirrenden und kränkenden Gefühle zusammenfasst und benennt:

Alle jene Gestalten, denen ich mich so oft unterlegen fühle und gegen die ich meine, mich zur Wehr setzen zu müssen, indem ich sie destruktiv angehe – in der Regel dominante Frauen –, und diesmal auch der Analytiker selbst, umstehen den Rand des Brunnenschachts, den ich zuvor beschrieben habe, und beugen sich höhnisch über mein auf dem Grund des Brunnens daniederliegendes Selbstwertgefühl. In der Hand halten sie lange Knüppel, bereit, auf mich einzudreschen, sollte ich mich aufrichten wollen. Mir fällt jedoch auf, dass der Analytiker sich eher lasch an dieser Inszenierung beteiligt, als halte er nicht viel davon und nehme nur widerwillig teil. Die eigentlichen Akteurinnen sind die Frauen, die das Ganze mit Lust und im Bewusstsein eigener, selten bezweifelter Größe betreiben.

Ich habe mich diesem Bild geöffnet. Ich sah keine Möglichkeit mehr – wünschte sie auch nicht zu sehen –, Wut, Kränkung und ein Gefühl des Verrats wieder abzudrängen in jene abgelegenen Bereiche, wo ich sie nicht zur Kenntnis nehmen musste. Aufgrund langer Therapie mir der Gefahr der Projektion bewusst, erkannte ich in dem Inhalt des Bildes die radikale Umkehrung eigener Phantasien, zuzuschlagen und all jene niederzuknüppeln, von denen ich mich beeinträchtigt, dominiert und verhöhnt fühle – einschließlich meiner selbst in meinem unnötigen, vom Analytiker Mitgefühl und Unterstützung heischenden Bestehen auf meiner vermeintlichen Schwäche, auf das einzugehen er sich weigerte.

Ich weiche nicht aus, fechte diesen Kampf durch bis zum Ende. In dem Verlangen nach Aufrichtigkeit mir selbst gegenüber als dem einzigen Mittel, Klarheit zu gewinnen und weniger an destruktiven Empfindungen zu kranken, nehme ich Wut, Schmerz, Ungerechtigkeitsgefühle und abgrundtiefe Bitterkeit über eigene Verluste an Möglichkeiten an. Durchlebe sie im Angesicht der Erkenntnis, dass es in der Kindheit, am Lebensanfang, aber sehr oft auch heute Menschen gab und immer geben wird, die über eine – geistige, seelische und materielle – Fülle verfügen, wie ich sie in solchen Formen nie werde entwickeln können und wie sie mir in eigener Gestalt, als Möglichkeiten in mir selbst, noch nicht bewusst geworden sind. Noch habe ich wenig Übung darin, meinen eigenen Acker zu bestellen, ohne die Möglichkeit des Misslingens angstvoll auszublenden, stattdessen mit ihr zu rechnen und mich auf sie einzustellen.

Aber die intensive innere Arbeit, die in das destruktive Bild der Frauen und des Analytikers am Brunnen mündete, scheint einer eigenwilligen Dynamik zu folgen. In den folgenden Tagen setzt sie sich fort in einer Weise, die mir zeigt, wie reinigend und klärend es sich auswirkt, wenn ich meine psychische Realität – und hier vor allem die bisher unannehmbar erscheinenden Empfindungen – zulasse.

In dem Bild des Brunnens habe ich den Analytiker – vielleicht zum ersten Mal bewusst – wahrzunehmen gewagt als vermeintlich auf der Seite derjenigen, die mich als Kind betrachten und versuchen, mich mit Demütigung und eigener zur Schau getragener Größe und Unangefochtenheit zur Raison zu bringen, mich niederzuhalten und einzuschränken. Ich erlebe ihn als schmerzlich verbündet mit denen, denen ich feindselig gesinnt bin und denen ich zutiefst misstraue:

Frauen, die sich selbst und ihre Möglichkeiten zur Verfügung haben und ihre eigene Größe selten bezweifeln, deren kränkende Fülle Gestalt gewinnt in einem Leben, das ihren Wünschen und Möglichkeiten entspricht. Produktive Frauen mithin, die zu Ende bringen, was sie gewollt hatten. Ich selbst sah in meinem Leben wenig Erfüllendes, konnte die Leistungen, die ich trotz der Störung in vielen Richtungen erbracht hatte, nicht schätzen, sah nur Fragmentarisches und sehnte mich nach dem Eigentlichen, ohne zu wissen, worin dies bestand. Viele Häuser – als Metapher für Möglichkeiten, zu mir zu kommen –, die mich auf lange Sicht hätten beheimaten können, hatte ich resigniert und schnell wieder verlassen, überzeugt, nicht bleiben, die Zimmer nicht bewohnen, sie nicht dauerhaft und produktiv mit mir besetzen zu können.

Dass es sich um Fluchten handelte, das Umgehen der Angst vor Misserfolg, um die Furcht vor dem Erleben von Grenzen als Widerlegung von Allmachtsvorstellungen und um die Fehldeutung gelegentlichen Scheiterns als endgültigem Verdikt über mangelnde Begabung und damit verbundene Bedeutungslosigkeit, wurde mir nur zögernd bewusst. Allerdings gehört in diese Reihung auch das durch die Störung bedingte Verkennen dessen, was bestimmte eindeutig erkennbare Begabungen mir in früheren Jahren im Hinblick auf ihre Entfaltung in einem produktiven Leben nahegelegt hatten, dem mich vertrauensvoll und zielgerichtet anzunähern mir aber nicht möglich gewesen war.

Und in dieser Situation schlug sich der Analytiker, der meine innere Verfassung doch kannte, nun auf die Seite derer, die mir meine Mängel klar machten. Ich fühlte mich, mit anderen Worten, verraten.

In diesem Augenblick, da ich mir meine Wut und meine Enttäuschung und ein Bedürfnis nach gekränkter Abwendung ohne Vorbehalt eingestand, geschah etwas Unerwartetes, und vielleicht konnte es sich nur ereignen, weil ich bewusst kritisch fragend und anklagend auf ihn hatte blicken können: Der wütende innere Aufruhr, das destruktive Kampfgetöse beruhigt sich, das kränkende Bild der Gruppe mächtiger Frauen am Brunnen, das Erleben eines bitteren Machtgefälles verblasst. Stattdessen finde ich mich in einem ruhigen, halbdunklen Innenraum in mir selbst wieder, der meine seelische Mitte warm und sicher umschließt. Dort, im inneren Kern, bin ich eine enge Verbindung eingegangen mit der Person des Analytikers. Ich kann es sehen und fühlen wie eine ganz neue Erfahrung. Zwar revoltiere ich auch jetzt, hadere mit ihm und begehre verzweifelt auf. Diese Revolte gilt aber offenbar etwas anderem, etwas Bestimmtes soll sich verändern, doch sehe ich nicht, was es ist, auf das sich in diesem Moment mein Begehren richtet. Die Enttäuschung ist abgeebbt, ich empfinde weder Eifersucht noch Neid auf seine Fülle noch Trauer über das, was ich am Brunnen noch als Verrat empfunden hatte. Vielmehr werde ich mir der langsam gewachsenen und legitimen seelischen Bindung bewusst, nehme sie an ohne die frühere Angst, zurückgewiesen zu werden. Zugleich aber registriere ich ein Gefühl von etwas Hinderlichem, einer Unfreiheit, einer Art Gefesselt-Sein. Und ich kann es nun auch sehen: Nicht die seelische Bindung selbst ist es, gegen die ich aufbegehre. Sie ist verankert als Grund und Halt, als Quelle von Vertrauen und Zuneigung.

Es ist ein durch die Macht, die von ihm ausgeht, durch den Einfluss, den er auf mich ausübt, und durch mein Sicherheitsstreben bedingtes eigenes Gefühl von Gebundenheit, das mich stört. Ich spüre, ich kämpfe um Raum. Ich hebe meine beiden Hände mit den Innenflächen nach außen und schiebe ihn ein Stück von mir fort. Es soll Abstand entstehen, ein Zwischenraum, der Entfaltung und die Erfahrung von Unterschied und Abweichung erlaubt.

In dieser Geste, die ich mir ausmale, und in den sie begleitenden Empfindungen sind keine Anzeichen von Destruktion mehr zu erkennen, obgleich das beobachtende Ich die inneren Vorgänge sorgfältig darauf hin überprüft. Da ist allein das Verlangen, Raum zu gewinnen, um mich mit den Möglichkeiten und Grenzen des eigenen Ackers vertraut zu machen und das mir geschenkte Stück Land auf meine Weise zu besorgen.

Wenn es mir eben noch so vorkam, als schränke der Analytiker meinen Bewegungsraum ein, so trifft das nur insofern zu, als er in seiner Person und aufgrund seiner therapeutischen Funktion nur gleichsam soweit in ihn hineinragt, als notwendig ist, um dieser Funktion gerecht zu werden. Er ist ein Vor-Bild, an dem ich mich orientieren und mit dem ich mich kritisch auseinandersetzen kann, während ich die Gestaltung des eigenen Raums in Angriff zu nehmen beginne.

Dieses Verständnis eines komplizierten inneren Vorgangs beruht vielleicht auf einer neuen Erfahrung, die sich mir an den unterschiedlichen Gefühlen am Brunnen und in jenem ruhigen Binnenraum enthüllte: Ich durfte enttäuscht sein und zweifeln, es war mir erlaubt, Bindung zu erleben, sie anzunehmen und offen zu zeigen, ohne Zurückweisung zu befürchten – solange es mir nicht um Besitz und fraglose Sicherheiten ging. Wo dies noch nicht gelang, musste ich meine Aufmerksamkeit weiterhin darauf richten, jenen Zwischenraum offenzuhalten für die Auseinander-Setzung, musste mich allmählich immer weiter fort wagen, mich entfernen können, ohne die seelische Bindung preisgeben und die mit ihr verbundenen existentiellen Erfahrungen entwerten zu müssen, um den (vielleicht hier schon ahnend antizipierten) Verlust eines wichtigen Menschen am Ende der Therapie auszuhalten.

In Saint-Exupérys philosophischem Märchen schlägt der Fuchs dem kleinen Prinzen, der sich über Beziehungsprobleme mit seiner Rose auf dem kleinen Planeten beklagt, vor, täglich ein wenig mehr in die Nähe von Menschen zu rücken, denen er Freund sein möchte, damit ein Wissen um den Anderen und seine Bedürfnisse entstehen und Nähe und Differenz in Einklang gebracht werden können. Es ist dies ein Rat, der den Weg behutsamer gegenseitiger Annäherung ihrer Grenzen sicherer Menschen beschreibt. Zwischen dem Analytiker und mir geht es vielleicht um den umgekehrten Weg. Die gemeinsame Arbeit begann mit der Betrachtung der unerfüllbaren Sehnsucht des Kindes nach Verschmelzung und fordert nun das sich Einlassen auf Differenz. Letztlich aber geht es in beiden Richtungen um die Erfahrung, dass Nähe und Differenz einander nicht ausschließen, sondern zwei konstitutive Seiten menschlicher Beziehungen bezeichnen.

Dem Buchbeitrag des Analytikers, dem ich mich vor den hier geschilderten Gedankengängen so habe verschließen müssen, habe ich mich danach ganz öffnen und die Inhalte, seine gedankliche Kraft für das Bemühen um Verständnis innerseelischer Zusammenhänge und für die Festigung der eigenen inneren Arbeit dankbar nutzen können.

Es beschäftigt mich jedoch noch eine zusätzliche Beobachtung im Zusammenhang mit Destruktivität, die hier zu erwähnen mir nicht unwichtig erscheint.

Destruktive Gefühle kommen oft in einer Gestalt daher, die ihre zerstörerische Absicht vor uns selbst wirksam verschleiert. So spreche ich manchmal – wo ich Gefahr laufe, eigene Gefühle des Mangels zu vergleichen mit der Fülle anderer, und mich dies kränkt und Neid und Hass erregt – von deren »vermeintlicher« Fülle. Der Gebrauch dieses *vermeintlich* lässt zwei Bedeutungsvarianten zu, deren eine sich als tückische Falle für die innere Haltung anderer Menschen gegenüber erweist, wenn man ihr ehrlich nachgeht.

Sinnvoller Gebrauch dieses Wortes liegt in der Anerkenntnis der Erfahrung, dass die Fülle, die ich im Anderen neidvoll zu erkennen glaube, vielleicht in der Wahrnehmung jenes Anderen durch schmerzliche Erfahrungen oder andere Sichtweisen als die, von denen ich ausgehe, auf eine Weise relativiert wird, von der ich im Augenblick der Begegnung keine Kenntnis habe. Vor der Gefahr, die wirkliche Situation des Anderen zu verkennen, bewahrt mich nur das Bemühen um Einfühlung, ein kritisches Befragen meiner Wahrnehmungen und ein vorsichtiger Umgang mit der Neigung, unverstandene oder unbezwungene Affekte in das Urteil über andere einfließen zu lassen. Hilfreicher wäre es, jenen Zwischenraum, von dem ich sprach, offen zu lassen und zu warten, bis er sich – vielleicht – von selbst mit Inhalt füllt. Denn Zwischenräume sind zugleich Freiräume, in denen das Wirkliche sich zeigen und Gestalt annehmen kann.

Die zweite Variante des *vermeintlich* beinhaltet jedoch, höre ich sorgfältig hin, einen subtil abwertenden Unterton. Wenn Fülle, wo ich Anlass sehe, sie zu vermuten und vielleicht zu fürchten und zu beneiden, nur vermeintlich existiert, bedeutet das, dass ich sie in Wirklichkeit leugne, sie dem Anderen gleichsam verbal entwende. Ich wäre dann der bitteren Neidgefühle enthoben, ohne mir die destruktive Natur solcher Empfindungen eingestanden und versucht zu haben, sie in Anerkenntnis des Anderen zu überwinden selbst dann, wenn sich das Vorhandensein von Fülle als bloße Annahme erweisen sollte. Meinen Neid auf diese subtil feindselige Weise zu leugnen, hieße, den Kampf mit dem Engel zu umgehen anstatt sich ihm zu stellen und dahin zu gelangen, wo die Unterschiede zwischen mir und anderen anerkannt werden können, ohne der Bitterkeit über vergangene Verluste und Gefühlen der Minderwertigkeit auszuweichen, jedoch auch ohne die eigenen schöpferischen Möglichkeiten destruktiv anzuzweifeln.

Vielleicht habe ich an dieser Abfolge innerseelischer Entwicklungsschritte zum ersten Mal bewusst den Reiz der Differenz entdeckt, die schöpferischen Impulse, die sie bereithält für diejenigen, die sie annehmen und sich ihr aussetzen, obwohl sie zugleich die Erfahrung der Getrenntheit beinhaltet.

Als ich, bildlich gesprochen, die Hände zu Hilfe nahm, um den Analytiker beiseite zu schieben, empfand ich eine leise Wehmut, die einem tiefen inneren Zwiespalt galt: Denn mir schien, die seelische Entwicklung fordere von mir, etwas zu wollen, das ich noch nicht eigentlich will. Das Weh galt der Vorahnung von Differenz, die Getrenntheit bedeutet, der Mut den Versuchen, die eigenen Möglichkeiten zu sehen und mit ihnen zu arbeiten. Ich spürte ein nachhaltiges, jedoch als notwendig und unausweichlich anerkanntes Verlustgefühl, das vielleicht den vorweggenommenen, als schmerzhaft erwarteten Verlust eines Ideals meinte, in dessen machtvollem Schutz ich wesentliche Entwicklungsschritte hatte nachholen können. Aber etwas in mir würde eines Tages die als nährend und haltend erlebte Machtfülle zurückdrängen wollen zugunsten der Besinnung auf die eigene Kraft.

Indes erwächst beides – Verlustgefühl und erste Versuche, Raum zu gewinnen – aus der Gewissheit einer begründeten, in ihrem Kern als unzerstörbar empfundenen seelischen Bindung. Ihr Einfluss geht nicht verloren, sondern setzt sich fort in der Gestalt, die ein Patient seinem zukünftigen Leben geben wird. Ein erstes Mal, für einen kurzen Augenblick, konnte ich Übereinstimmung und Differenz wie Bindung, Vereinzelung und Getrenntheit zusammen denken als die zwei Seiten eines Phänomens und nicht als Gegensätze, die mich zwingen würden, mich aufzuspalten in ein Entweder-Oder.

Das Gelingen von Individuationsprozessen hängt wesentlich ab von der inneren Bereitschaft, die dialektische Spannung – und die darin mit enthaltene Begrenzung – in der Beziehung dieser Begriffspaare zueinander und ihrer Inhalte und Äußerungsformen anzunehmen und sie in der Kommunikation mit sich selbst und mit anderen zu nutzen und auszugestalten.

Nun könnte dieser gleichsam mikroskopische Blick auf eine Abfolge von Bildern, Phantasien und inneren Klärungsbemühungen, mit dem hier ein seelischer Erkenntnisvorgang in seinen einzelnen Schritten skizziert wurde, den Eindruck erwecken, das Endergebnis sei damit schon mit ausreichender Klarheit in der seelischen Struktur verankert. In Wirklichkeit bezeichnet dieses erste Licht, das Einsichten auf die Dinge werfen, immer nur einen Anfang. Dauerhafte und bewusste Integration neuer Erfahrungen in das seelische Gefüge bedingt wiederholtes therapeutisches Durcharbeiten und eine immer wieder neue, schöpferische »Erkenntnis des Erkannten« (Rodi, 1990) an den verschiedenen Wegkreuzungen im analytischen Prozess und – spiegelbildlich – in den Außenbeziehungen des Patienten. Erst dann lässt sich von wirksamer Aneignung von Einsichten sprechen, und ich kann hoffen, mein Handeln daran auszurichten.

Zwei Träume

Zwei Träume mögen diesen Teil des Berichts beschließen. Ich träumte den ersten etwa gegen Ende des zweiten Jahres der Therapie, den zweiten im dritten Jahr. Ich möchte sie beide nicht kommentieren. Sie sind unmittelbar einleuchtend als Marksteine und Zeichen innerer Fundierung neuer Erfahrungen in Bereichen, die zu den entbehrungs- und folgenreichsten in meiner frühen seelischen Entwicklung zählen.

Im ersten Traum treibt eine tote Kuh einen Fluss hinab. Einmal streift ihr schwerer Körper fast den Ufersaum. In die-

sem Augenblick kriecht ein neugeborenes kleines Schwein-
chen aus dem von der Schwangerschaft aufgetriebenen Körper des toten Tieres und rettet sich ein wenig unbeholfen,
aber ganz lebendig an das Ufer. Dort bleibt es einen Augenblick unsicher und noch etwas benommen liegen und schaut
erstaunt um sich, während die Mutterkuh langsam weiter
flussabwärts treibt.

Im zweiten Traum befinden sich ein Vater und sein etwa
vierjähriges Kind auf einer Wanderung im Gebirge. Sie gehen
nebeneinander auf einem schmalen Pfad, vor ihren Augen
liegen Berge und Täler und eine unberührte, reiche und far-
bige Natur. Der Vater, während er schweigend wandert, hängt
seinen Gedanken nach, den Blick auf die sich vor ihm aus-
breitende Landschaft gerichtet. Sicher und warm umschließt
seine große Hand die des Kindes neben ihm.

Auch das Kind betrachtet still und ruhig die Umgebung,
bewundert die Blumen, die Schönheit und Großartigkeit der
Landschaft, die es vielleicht zum ersten Mal sieht. Es ist bei
sich, und doch ist es nicht allein. Es ist schon alt genug, um
diesen Augenblick und was es innerlich erlebt, mit dem Vater
zu teilen, ohne dass es darüber sprechen muss. Das Binde-
glied zwischen Vater und Kind sind die ineinander gelegten
Hände: ein Bild des Vertrauens, der Nähe und zugleich eines
guten Getrenntseins.

Die analytische Beziehung

Der analytische Prozess entfaltet sich im Rahmen einer zeitweise sehr nahen menschlichen Beziehung, die durch klar umrissene, haltende und ordnende Bedingungen geprägt und auf bestimmte Ziele bewusst ausgerichtet und theoretisch fundiert ist. Von einer normalen Alltagsbeziehung unterscheidet sie sich durch ihren den intersubjektiven Raum eingrenzenden Charakter einer auf Veränderung der seelischen Struktur des Patienten abzielenden gemeinsamen Arbeit und die daraus resultierende Setzung konkreter Regeln. Sie sind eine Hilfe für den Patienten auch und gerade dann, wenn er sie als Zumutung erlebt und sich gegen sie auflehnt, und stecken den Raum ab, innerhalb dessen die Beziehung zwischen Analytiker und Patient sich frei entfalten kann, darf und soll. Dieser Entfaltungsvorgang läuft in normalen Beziehungen eher unbewusst ab und wird sicherlich nicht als mit vergleichbarer Strenge an bestimmte Voraussetzungen gebunden erlebt.

Wodurch erhält diese Beziehung aber – über diese äußeren, wenngleich wesentlichen Bedingungen hinaus – im Erleben des Patienten eine so entscheidende Bedeutung, dass ich sie als das Zentrum bezeichnen würde, um das die Arbeit und der von ihr angestoßene Veränderungsprozess sich bewegt?

Es ist aus meiner Sicht ihr Doppelcharakter als erwachsene Beziehung auf der einen und als kindliche Beziehungsmuster wiederholende unreife Beziehung auf der anderen Seite. Beides bedingt eine bewegungs- und nuancenreiche Fülle zwischenmenschlicher Bezogenheiten, Beeinflussungen,

Stimmungen und atmosphärischen Schwingungen, aus denen der Arbeitsprozess sich nährt, Richtung gewinnt, vorangetrieben wird.

In der sich langsam entfaltenden Übertragung droht allerdings das kindliche Beziehungsmuster bald die reale Beziehung zu überwuchern, und ich habe als Patientin Mühe, mich auf die reale Beziehung immer wieder zu beziehen und sie von dem zu unterscheiden, was an unbewältigten Strebungen und Empfindungen in das Unbewusste abgedrängt wurde und von dort aus seine oft bedrohlichen Kräfte geltend macht.

Die reale analytische Beziehung kann sich jedoch – abgesehen von dem Konzept, dem der Analytiker selbst folgt – auf zwei Dinge stützen, auf die auch ich mich immer wieder bezog, wenn ich mich verloren und ohne innere Resonanz fühlte und die Kräfte zu erlahmen drohten.

Es war dies die grundsätzliche Bejahung des Therapeuten nach der Begegnung im Erstgespräch und die zunächst intuitive, nicht rational begründbare Entscheidung, mich ihm mit meinen Konflikten anzuvertrauen und mit ihm arbeiten zu wollen.

In einem zweiten Schritt führt dies zu dem bewussten Eingehen eines Arbeitsbündnisses. Der Beitrag auf der Seite des Patienten besteht zunächst in dem Einverständnis, die den analytischen Prozess tragenden Regeln, eine Art Ordnungsrahmen, einzuhalten. Sie beinhalten scheinbar selbstverständliche Erwartungen wie Pünktlichkeit, Höflichkeit, Aufrichtigkeit, Verzicht auf eine andere als mit Worten ausgedrückte Aggression und insgesamt konzentrierte Mitarbeit. Wer aber einmal erlebt hat, wie diese scheinbar verlässlich verinnerlichten Regeln unter dem Druck pathologischer Muster nicht mehr greifen, wird den Nachdruck verstehen, mit dem in einer Therapie die Einhaltung dieser Regeln gefordert ist.

Stärkster Bundesgenosse im Arbeitsbündnis ist aber das beobachtende Ich als diejenige Instanz im Patienten, die sich Anteil nehmend und kritisch auf das innere Geschehen einlässt und ihm ein nachhaltiges Interesse entgegenbringt. Es speist sich aus der Neigung zu Introspektion als einem Erkenntnisinstrument und aus dem erklärten Willen, zu verstehen und zu verändern.

Es ist wichtig, sich zu vergegenwärtigen, dass diese Instanz den relativ gesunden Teil der eigenen inneren Welt repräsentiert. Als dieser ist sie Kern und Sitz der, wenn auch zunächst noch schwachen, Bestrebungen nach Wirklichkeitssinn und Selbstbestimmung und bemüht um eine unbestechliche, unverzerrte Sicht auf die Inszenierungen im erkrankten Teil des Ich. Sie kommuniziert mit diesen gestörten Anteilen und ist sich einer Verantwortung für den Entwicklungsprozess immer bewusst. Ich habe sie als Kraft erfahren. Sie stärkte mir den Rücken und gestand ein Zurückweichen allenfalls zu, damit der geschwächte Teil im Ich wieder zu Atem kommen konnte.

Je länger die Arbeit dauerte, umso mutiger erlebte ich mich bei den Versuchen, genauer hinzuschauen und hinter den massiven Verzerrungen in meinen Wahrnehmungen, bedingt durch Angst, Scham, Hass, Neid und andere Affekte, das zu entdecken, was sich dem oberflächlichen Blick entzieht: Minderwertigkeitsgefühl, Versagensangst, Liebesverlangen, Vergeltungswünsche, Todesangst. Das Erzählen in den Stunden war getragen von der Hoffnung – die immer eingelöst wurde, wenn auch manchmal anders, als ich es erwartete –, der Analytiker werde die Verzerrungen, die ich selbst nicht sehen konnte, aufgreifen und mich im Durcharbeiten erkennen lassen, wie man Illusion und Wirklichkeit auseinanderhält.

Allerdings arbeitet auch das beobachtende Ich nicht immer mit gleicher Kraft. Auch diese Instanz unterliegt störenden Einflüssen und reagiert wie ein vollständiger Mensch. Manchmal denkt es scharf und genau, erkennt Zusammenhänge rasch und zuverlässig und kann sie strukturell gut einordnen. Aber über lange Strecken hinweg ist es auch schwach und mutlos, kann sich nur schwer behaupten, muss warten, ausprobieren, neue Strategien entwerfen, und gelegentlich verstummt es ganz. Das ist eine quälende, manchmal beschämende Erfahrung. In einer solchen Phase schlug der Analytiker mir einmal vor, ich möge doch einfach zu mir sagen: »Ich weiß nichts.« Ein anderes Mal gab er mir auf die verzweifelte Frage: »Was soll ich bloß machen?« trocken zur Antwort: »Nichts.« Dies öffnete mir ungekannte Möglichkeiten, mit Grenzen, Machtlosigkeit und Vergeblichkeitsgefühlen umzugehen. Die Erleichterung, die seelische und auch muskuläre Entspannung, die solche Worte zur Folge haben, die angstfreie Stille, die sich in mir ausbreitete bei der Vorstellung, nichts wissen und nichts aktiv tun zu müssen, ist in ihrer entlastenden Wirkung kaum annähernd zu vermitteln.

Es dauerte lange, bis ich erkannte, dass auch die wertvolle, kritische Instanz des beobachtenden Ich manchmal Ruhe braucht und Zeit, einen inneren Raum, in den sie sich zurückziehen kann, warten und nachdenken, spüren anstatt wissen zu wollen, die Dinge loslassen, um sie vielleicht an einer anderen, geeigneteren Stelle wieder aufzugreifen. Der Leistungsanspruch, den ich mit mir herumtrug, wollte auch diese hilfreiche Gefährtin antreiben und niedermachen, wenn sie – aus Erschöpfung, Traurigkeit oder weil sie Zeit brauchte – nicht erbringen konnte, was mein Verlangen nach Verstehen ihr abverlangen wollte.

Einmal, in einer solchen Verfassung der Selbstpeinigung, habe ich den Analytiker fast kindlich gefragt: »Werden Sie Geduld mit mir haben?« Und er versicherte mir, dass seine Geduld endlos sei. Ich habe dies verbinden können mit dem unausgesprochenen Teil des Satzes, der hätte lauten können: »... endlose Geduld bei der Begleitung von ernsthaft unternommenen Versuchen, sich zu ändern.« Mir wurde Zeit zugestanden, und ich durfte sie mir nehmen, denn die gewachsene seelische Struktur neigt dazu, sich den sie bedrängenden Veränderungsimpulsen zu widersetzen. Ich verstand das Wort von der endlosen Geduld nicht als Freibrief, sondern als eine mein zorniges Tempo verlangsamende Intervention – als griffe jemand in die Speichen eines sich zu rasch drehenden Rades. Dann konnte ich dem zuweilen gefrorenen Acker in mir Zeit geben, aufzutauen und den Weg ruhiger fortsetzen.

Damit scheint das Wesentliche zur analytischen Beziehung, wie ich sie erlebt habe, gesagt. Dennoch möchte ich noch ein wenig fortfahren und mir die Frage nach den Gründen, die mich in diese sicherlich letzte – und längste – Therapie führten, ein zweites Mal – nun unter dem Vorzeichen dieser Beziehung – stellen.

Die mir bewusste Motivation lag, wie in der Einleitung erwähnt, in dem Wunsch zu verstehen, warum ich nicht zur Ruhe kommen und in Übereinstimmung mit mir und mit den Menschen leben konnte, an denen mir etwas lag. Es ging um einen letzten Versuch, dieser Frage auf den Grund zu gehen, getragen von einem ausgereiften Entschluss, der aus der Sehnsucht nach einem erfüllteren Leben, aus Vergeblichkeitsgefühlen und seelischer Müdigkeit erwuchs.

Inzwischen scheint mir jedoch, als habe meine Suche damals im innersten Kern noch einem ganz anderen Verlangen auf einer tieferen seelischen Schicht gegolten, und vielleicht kann ich es heute erst sehen, da ein wesentlicher Teil der analytischen Arbeit getan und das Gewirr unbewusster Empfindungen und Strebungen mir durchsichtiger geworden ist.

Ich kam in das Erstgespräch als ein hoffnungslos an die frühkindliche, kaum noch erinnerbare Vergangenheit gebundener Mensch. Der Analytiker sagte sehr viel später einmal zu mir: »Sie waren damals sehr weit von ihrem eigentlichen Wesenskern entfernt.« Meine Lebensweise entsprach so wenig dem Bild, das ich von mir selbst entworfen hatte, dass ich fürchten musste, mich verloren zu haben. Denken und Handeln unterlagen unbewussten Antrieben, die sich nie aus den sie determinierenden frühen Erfahrungen gelöst hatten, und ich bot meine ganze Kraft auf, dem inneren Zerfall zu entgehen.

Einmal stellte der Analytiker die Frage in den Raum, aus welchen Gründen es trotz der Beziehungen, die ich gelebt hatte, nach meiner kurzen Ehe und deren Ende im Alter von 32 Jahren, nie mehr zu einem Paar gekommen sei – eine schmerzliche Frage, die ich damals kaum hätte beantworten können, die mir aber zeigte, was meinem Leben fehlte. Heute – nach dieser langen und eindringlichen Ursachenforschung – glaube ich zu wissen, dass aus der eben beschriebenen Erfahrung heraus alle späteren Bindungsversuche an ein *geeignetes* Objekt von vornherein zum Scheitern verurteilt waren. Ich hätte einen solchen geeigneten Menschen nicht erkennen können, kannte ich doch weder mich selbst und das, was ich einem anderen hätte geben können, noch meine wirklichen Bedürfnisse. Eine reife Wahl, die Anerkenntnis des Anderen, auch in seiner Verschiedenheit, die Fähigkeit zu echter Nähe und Distanz setzen aber ein einigermaßen sicheres Bewusstsein von sich selbst voraus.

Eine Lösung aus frühen Bindungen war allenfalls äußerlich gelungen, meinen inneren Kern hatte sie nicht erreicht. Andererseits begegnete ich naturgemäß mit zunehmendem Alter immer seltener Menschen, mit denen ich diesen existentiellen Mangel in einer reiferen Beziehung noch hätte beheben können. Meine Verfassung in jenen Jahren ließe sich vielleicht vergleichen mit einem Molekül, dessen freie Arme nichts mehr finden, an das sie sich binden können, um in neuen Strukturen für ihre Aufgaben besser gerüstet zu sein.

Ohne lebendige Interaktion mit der Welt, seelisch eingeschränkt und berührungsarm, war ich, ohne dass mir dies bewusst war, gerade deshalb auf einer dringlichen Suche nach einem *Objekt*, auf das sich meine emotionalen Bedürfnisse noch einmal sammeln konnten, damit ich mich selbst wieder wahrnehmen und sammeln konnte. Es scheint, als hätte ich, ohne es zu wissen, danach verlangt, die – wenn auch fehlgeleiteten, verkümmernden, richtungslosen – Gefühle und Wesenszüge innerhalb einer lebendigen menschlichen Beziehung zu reaktivieren, um sie vor endgültiger Vernichtung zu bewahren und sie zugleich einem versachlichenden Blick auszusetzen.

Man kann auch sagen, der Patient komme mit einer tiefen, als existentiell empfundenen Wunde – in der Hoffnung, sie werde wahr- und ernstgenommen und ließe sich in der therapeutischen Beziehung schließen.

Soweit ich es in mir nachvollziehen kann, lebt die Übertragung von Empfindungen auf den Therapeuten ausdrücklich von diesem tief verborgenen Bedürfnis nach Fokussierung des Unverstandenen, Verdrängten, Unerfüllbaren und zugleich Ersehnten auf einen einzigen Menschen, um an dieser Beziehung die eigene Vergangenheit korrigierend nach zu erleben und sich – vielleicht der tiefste aller verborgenen Wünsche – aus ihr zu befreien. Die unbewusste Bindung an eine Vergangenheit, die für Gegenwart und Zukunft kaum noch eine Bedeutung hat, ist eine große Lebenslast, denn auch wenn wir es nicht wahrhaben wollen, benimmt sie uns den Atem, und wir spüren es, wenn wir kein gutes Leben führen, das eigenen durchdachten und akzeptierten Motiven folgt.

Das *Objekt*, nach dem mein Inneres auf der Suche war, sollte männlich sein. Ich hatte mehrere Therapien bei weiblichen Therapeuten absolviert. Aber etwas hatte gefehlt. Nicht Mütterlichkeit und nachgiebige Grenzen hatte ich gebraucht, sondern – so merkwürdig dies angesichts meines Alters klingen mag – Führung samt der damit einhergehenden Begrenzungen, unausgesprochenen Forderungen und dem hiermit verbundenen seelischen Halt. Alles dies hatte ich in meiner Kindheit entbehrt, sodass die Fähigkeit, sich selbst sinnvoll zu führen und mit Begrenzung umzugehen, sich nicht hatte ausbilden können.

Der Mann – oder das »männliche Prinzip«, wie der Analytiker es in einer der ersten Stunden einmal nannte – war mir fremd in seinem Wesen und seiner Körperlichkeit. Fremd als der Andere, von mir Unterschiedene, fremd aber auch dort, wo sich das männliche Prinzip in mir hätte entfalten können als konstitutiver Teil auch weiblichen Daseins. Wo also bestimmte, nicht primär dem Männlichen genetisch zuzuordnende, in der gesellschaftlichen Wahrnehmung aber weitgehend noch allein vom Mann verkörperte Eigenschaften angenommen und gelebt werden können, ohne das Weibliche in sich zu entwerten und auszulöschen.

Ich sehnte mich nach der Integration von Intellektualität, ohne dass mich dies in Konflikte mit meinem Bewusstsein als Frau bringen würde. Ich sehnte mich nach Aufhebung der körperlichen Fremdheit und Ferne, die ich dem Mann gegenüber immer empfunden hatte, und nach der Fähigkeit zur Hingabe, ohne dass ich mir intellektuelle Potenz absprechen musste. Und ich sehnte mich auch und vor allem nach der Vertrautheit und gegenseitigen Unterstützung innerhalb einer vollständigen Familie – ein Verlangen, dessen Erfüllung ich aus Altersgründen endgültig verloren geben musste.

Wenn ich in der ersten Zeit dem Analytiker noch gegenübersaß, war ich einer tiefen, allumfassenden Entbehrung auf der Spur, zumal auch der Begriff des Weiblichen mir früh fraglich geworden war. Man kann nicht dem Männlichen misstrauen, ohne auch das Weibliche anzuzweifeln, und so ging ein tiefer Riss durch mich hindurch, der mir einen den scheinbaren Gegensatz integrierenden Standpunkt verwehrte.

Die ersten Stunden der Analyse bewegten sich häufiger um Fragen der körperlichen Begegnung zwischen Mann und Frau und um das Problem der Produktivität. Einmal fragte mich der Analytiker, ob ich mir vorstellen könne – oder eine derartige Erfahrung schon gemacht hätte –, einen Mann ganz in mich aufzunehmen. Ich wusste, wovon er sprach, aber als er diese Frage stellte, spürte ich eine seltsame innere Kälte und eine Erfahrungsleere, den verschlossenen Innenraum, in dem sich in dieser Form niemals etwas zugetragen hatte. Ich verneinte die Frage augenblicklich und ohne spürbaren Vorbehalt oder Bedauern, als sei nicht soeben etwas Bedeutsames angesprochen worden. Erst als ich mich dieser Frage später öffnete, sie wirklich in mich einließ, erkannte ich, dass und wie sehr ich etwas Wesentliches entbehrte und dass dies für meine Weiblichkeit vielleicht von Bedeutung sei. Ich hatte es bisher so nicht erlebt und auch nicht denken können, denn das hätte bedeutet zu glauben, dass es dem Mann gut gehe bei mir und in mir, dass er mich annähme, so wie ich ihn annähme. Dass ich mich ohne Furcht verlieren und wieder zu mir zurückkehren könnte, er mir vertraut wäre und ich seine Nähe, seine Ähnlichkeit und seelische Begreifbarkeit wie seine Ferne, seine *Andersheit,* erfahren könnte und aushalten, ohne an mir oder an ihm zu zweifeln.

Und während ich dies niederschreibe – und mir diese Erfahrung, die ich in dieser Qualität nicht wirklich kenne, vorzustellen versuche –, kann ich mir auch vorstellen, wie man aus einer solchen Erfahrung heraus auf die natürlichste Weise dahin gelangt, wo diese Begegnung zweier sich wechselseitig in ihrer Verschiedenheit, aber auch Ähnlichkeit anerkennender Menschen in einer gemeinsam erlebten Produktivität aufgeht, die zugleich die Produktivität des Einzelnen bestätigt. Wo dies auch in der Frau erlebt werden kann, wird sie die ihr eigene Produktivität auch dann nicht anzweifeln und preisgeben, wenn sie sich wieder löst, sich vereinzelt und in die Wesensdifferenz und die körperliche Getrenntheit zurückkehrt.

Ich empfand es in den ersten Stunden, trotz mancher Irritation angesichts der unmittelbar einsetzenden Begrenzungen mittels Einspruch und Korrektur, als ein großes Glück, in dem Analytiker einen Mann einfach nur zu erleben: die Richtungen des Denkens, die Art zu formulieren, die körperliche Präsenz, das erfahrbare Gegengewicht des Anderen, der er war, das Präzise, Bewusste und Geformte. Die Stationen des analytischen Weges führten – in der Rückschau – von einem mit schmerzhafter Sehnsucht erlebten Wahrnehmen der Körperlichkeit eines männlichen Anderen über eine nicht minder schmerzhafte und als mühevoll erlebte Herauslösung aus dem Verlangen nach Rückkehr in diese Körperlichkeit, über den Neid auf Fülle und Vollständigkeit – auf die Fähigkeit, die Rollen des Mütterlichen wie des Väterlichen anzunehmen und mir spürbar werden zu lassen, wenn auch mit deutlicher Betonung des Letzteren – bis hin zu meinem heutigen Verlangen, ihn wegzuschieben, um seinen Einfluss zu begrenzen, Raum zu gewinnen, mich selbst in mir zu erkennen und nicht allein mein Abbild in dem Spiegel, der er ist und der mich bestätigen oder verneinen kann.

Zu Beginn dieser vorangegangenen Textpassage ist das Wort Objekt kursiv gesetzt. Dies geht zurück auf ein Unbehagen, das ich seit einiger Zeit empfinde bei dem Gedanken, den Analytiker als Objekt zu benutzen, obgleich es zu Anfang einer Therapie – und lange noch danach – wahrscheinlich genau dieses ist. In meinen gegenwärtigen Bewegungen nach

Raum und vorsichtigem Abstand ist ein Impuls enthalten, ihn – und mich selbst – anders und neu, als Subjekt, wahrzunehmen. Dahinter steht ein noch unsicheres Verlangen, die ungleiche Beziehung zu verändern und das Verlangen nach Spiegelung aufzugeben, die mir lange dazu verhalf, mich selbst wahrzunehmen – mich allerdings auch in Frage zu stellen, wo die bestätigende Spiegelung verweigert wurde.

Vorerst erlebe ich es sonderbarerweise vor allem als schmerzlich und spüre nicht ohne merkbare Verunsicherung, wie das bloße *Objekt-Sein* der Person des Analytikers meinen Bedürfnissen und meiner inneren Entwicklung zu widersprechen beginnt. Ich möchte wissen, was das ist – ein Anderer, vor dem ich mich auch dann nicht fürchte und ihm Anerkennung entgegenbringen kann, wenn ich ihn als wesentlich von mir unterschieden erlebe.

Allerdings stimme ich Jessica Benjamin zu, wenn sie sagt, dass »die beiden Dimensionen der Erfahrung des Objekts/ des Anderen einander ergänzen, selbst wenn sie manchmal als Gegensätze erscheinen« (Benjamin, 1996, S. 41).

Der Andere, den ich als Subjekt wahrnehme, hört nicht auf, Objekt zu sein. Vielmehr scheint beides nebeneinander zu bestehen. Denn es richten sich nach wie vor Interessen, Affekte und Strebungen auf den Anderen – und insofern bleibt er Objekt. Nehme ich andererseits Verschiedenheit ohne Verlustempfindungen und Angst wahr, wo sich meine und die Individualität des Anderen nicht oder nur in bestimmten Bereichen berühren, bedeutete dies, im Anderen das eigenständige Subjekt zu sehen. Dies würde jedoch ein Getrenntsein, die Erfahrung vielleicht fundamentaler Abweichungen hervorrufen, die ich zu Beginn der Therapie kaum hätte ertragen können. Auch jetzt sind derartige Erfahrungen in ihren verschiedenen Ausprägungen noch nicht sicher integriert. Denn die Fähigkeit, sie in die seelische Struktur zu integrieren und ihnen gemäß zu leben, setzt bestimmte Entwicklungsschritte voraus, die im therapeutischen Prozess noch gegangen werden müssen.

Dieser seelische Reifungsvorgang ist schmerzhaft und stellt mir eine Frage: Wenn ich meinen eigenen Raum bewohnen will – wohin geht dann der, dem ich diese Erfahrungen verdanke? Werde ich ihn verlieren oder in anderer Gestalt wiederfinden und bewahren?

Ich kam in die Therapie, um mich aus kindlicher Gebundenheit zu befreien, und deshalb gehorche ich dem Impuls, mir Raum zu nehmen. Aber ich will diese Beziehung nicht verlieren, denn anders als ich es in der Kindheit erlebt habe, hat sie mich geprägt durch reiche Fülle an authentischer Erfahrung und Unterweisung und durch ein rückhaltloses Erleben-Dürfen eines Anderen und meiner selbst innerhalb einer menschlichen Beziehung, soweit der analytische Rahmen dieses zulässt. Ich kann – unterstützt von meiner Sehnsucht nach innerer Freiheit – denken, dass ich nicht mehr in die Stunden komme, um Gegenwart, Gespräch, Gedanken und Hinweise zu empfangen und das Meine beizutragen. Aber das, was es mir bedeutet – in welcher Form wird es sich verwirklichen? Wird der empfangene Reichtum hineingetragen in eine gewandelte Lebensordnung und anders verstandene und gelebte menschliche Beziehungen, als es die erkrankte seelische Struktur zuließ? Finde ich diese so wichtige Erfahrung wieder in der Saat, die ich an anderer Stelle dieses Berichts als einen ersten zarten Flaum beschrieb, der die Erde des gut betreuten Ackers an vielen Stellen schon bedeckt?

Die Vorstellung eigener Subjektwerdung und zunehmender Fähigkeit, auch andere als eigenständige Subjekte mit eigenen Haltungen zur Welt wahrzunehmen, entspringt in diesem Stadium der analytischen Arbeit einer Einsicht, die über eine erste tastende Vision noch kaum hinausgelangt.

Ich habe keine Erfahrung mit guter Trennung und dort, wo eine solche Erfahrung in mir verankert sein sollte, ist eine Leerstelle, die nicht einmal schmerzt. Sie ist ganz einfach taub. Der Analytiker gab mir einmal zu bedenken, er glaube, ich habe mich noch nie wirklich getrennt. Und ich denke, er meinte damit eine *konstruktive* Form der Trennung, bei der die Beziehung zwischen zwei Menschen, sofern sie im Kern gelungen ist, lebendig bleibt, und dies die Trauer mildert und die Kräfte nicht zerstört, die helfen, einen Verlust zu überwinden.

Insofern geht es noch um ein Stück unbekannten Weges, den ich weiterhin nur unter Anleitung gehen kann in der Hoffnung, diese Leerstelle werde sich mit konkreter Erfahrung füllen. Aber ich habe Vertrauen auch jetzt in die analytische Führung und in mich selbst, dass dies gelingen kann und mir eine jener Erfahrungen der Begrenzung zuteil wird, die, obgleich ich ihren schmerzhaften Inhalten nicht ausweichen kann, mich dennoch bereichern wird.

Die Voraussetzungen dieses Prozesses, soweit ich sie mir vorzustellen imstande bin, habe ich hier andeutungsweise zu benennen versucht. Den tatsächlichen Fortgang dieses wichtigen Teils analytischer Arbeit will ich nicht vorwegnehmen, vielmehr mich ihm überlassen.

Ausblick

Ich kehre zurück zum Ausgangspunkt meiner Überlegungen – der Bedeutung analytischer Psychotherapie bei dem Versuch, in der seelischen Organisation auch älterer Patienten spürbare strukturelle Veränderungen zu erreichen.

Als Patientin meines Alters habe ich nicht mehr die Möglichkeit, das, was mir in den vergangenen Jahren an Einsichten über die menschliche Entwicklung und von Menschlichkeit getragene Beziehungen zur Außenwelt zugewachsen ist, in einer generativen Beziehung zu leben und weiterzuentwickeln. Dies bleibt Jüngeren vorbehalten, sofern sie – vielleicht in der Frühzeit ihres Lebens ebenfalls beeinträchtigt – bereit sind, sich einem solchen Prozess ohne wesentliche innere Vorbehalte auszusetzen. Aber das nachhaltige Erleben analytischer Vorgehensweise bei den von Rückschlägen begleiteten Versuchen, eine ernste Störung wenn nicht zu beheben, so doch ihre belastenden Auswirkungen aufzufangen und abzumildern, lassen mich hoffen, auch im Alter und nach dem Ende der Therapie an den bestehenden Schwierigkeiten weiter arbeiten zu können und mir der Bedeutung lebendiger, achtungsvoller und zugewandter Beziehungen für diese Lebensphase bewusst zu sein.

In einer der ersten Stunden der Therapie gab ich der Hoffnung Ausdruck, dort vorübergehend die Heimat zu finden, die ich entbehrte. Es war nicht Bleibe, um die es mir ging. Ich suchte nach einem sicheren Raum, in dem ich mich den verwirrenden Inhalten des inneren Raums würde aussetzen können und erfahren, wie man sich bindet und sich aus Bindungen löst, ohne den Kern bedeutsamer menschlicher Beziehung preiszugeben und die Aufgabe der Individuation ein weiteres Mal zu verfehlen.

Heimat fand ich nicht im Sinne endgültigen Ankommens und Ausruhens, wohl aber in Gestalt eines sich mir öffnenden Raums, den ich mit der Zeit nutzen konnte und der es mir erlaubte, Denkgewohnheiten und Haltungen zu betrachten, deren Schädlichkeit ich ahnte, ohne mich ihnen entziehen zu können.

Die Sehnsucht nach Heimat als verlässlicher Bleibe, in der ich für immer geborgen wäre, hat sich im Laufe der Therapie aufgelöst. Ich durchschaute mit der Zeit die Illusion, die in der Hoffnung auf existentielle Geborgenheit liegt angesichts der menschlichen Ausgesetztheit und Daseinsverlorenheit, mit deren Abwehr ich so lange beschäftigt gewesen war. Damals wusste ich noch nicht – und hätte es nicht ertragen –, dass ich mich gegen Ende der Therapie zunehmend als getrennt von anderen erleben würde; getrennt in dem Sinn, dass ich – auch jetzt noch keineswegs immer erfolgreich – die Projektionen zurückzunehmen versuche, die verhindern, dass Menschen einander erkennen, und ich nicht mehr so oft in anderen nur einen Spiegel sehe, in dem ich mir selbst sichtbar würde. Ich lernte es, langsam, mit vielen Rückschritten, die menschliche Vereinzelung anzunehmen und auszuhalten. Mit ihrem ganzen Gewicht spürte ich sie erst, als ich den Raum zwischen mir und dem Anderen manchmal wahrnehmen, ihn offen lassen konnte und erkunden, ob man einander begegnen konnte als Individuen, die nicht übereinstimmen müssen, um einander nahe zu sein oder sich doch wenigstens mit Achtung zu begegnen.

Die langjährige analytische Führung hat mich in der Angst, die vielfach meine Haltungen und Beziehungen bestimmte, die Existenzangst erkennen lassen, in der sich die Furcht vor dem seelischen Tod verbirgt mit seinen unbekannten oder maskierten Gesichtern. Ich versuche diese Furcht, die letztlich aus dem Bewusstsein der Endlichkeit allen Lebens erwächst und ihre vernichtende Kraft umso heftiger entfaltet, je mehr wir sie abwehren, inzwischen als eine Grundbedingung des Daseins anzunehmen. Wo ich dies anerkenne, kann ich versuchen, resignativen Gefühlen mit Trauer und Verzicht zu begegnen anstatt mit Verleugnung oder Gegenwehr.

Die Ernüchterung und wachsende Klarheit, die dies zur Folge hat, erlebe ich als neu entdeckte Quelle aktiven Zugriffs auf den Alltag und das, was er an Aufgaben stellt. Zuweilen empfinde ich eine Zustimmung zum Wirklichen, wie sie das angstvolle Ausweichen vor dem Unabänderlichen nicht hervorbringen wird. Paradoxerweise erwächst aus Verlorenheit und existentieller Verunsicherung dann manchmal jenes Maß an seelischer Geborgenheit, das ich mir selbst geben kann, ohne mich von neuem uneinlösbaren Hoffnungen und Erwartungen hinzugeben.

Hinsichtlich des Erfolgs und auch der Grenzen einer Therapie bei älteren Menschen geht es letzten Endes um die unausgesprochene Frage, ob wir, die wir alt werden, noch hoffen können, uns im Kern unseres Wesens auf ein weniger von Selbsttäuschungen, feindseligen Regungen und anderen konfliktreichen Verhaltensweisen geprägtes Bewusstsein von uns selbst hin zu verändern und dieses im Wechselspiel mit der Außenwelt – trotz der Belastungen zunehmenden Alters – zuversichtlich und verlässlich aufrechtzuerhalten, ohne an seelischer Beweglichkeit und Toleranz einzubüßen.

Und vielleicht auch, ob sich der Bodensatz an diffuser Angst, die das Leben vergiftet und Selbstwertgefühl, die Bemühung um Autonomie und das Vertrauen in das Dasein untergräbt, auflösen oder zumindest mildern lässt und wir trotz einer dank der analytischen Arbeit erweiterten Einsicht in die menschliche und damit auch in die eigene Natur mit ihren positiven, vor allem aber den für uns bisher unannehmbaren Seiten für die letzten Jahre zu innerer Ruhe und Gelassenheit finden.

Ich möchte diese Fragen vorsichtig bejahen. Aber es bedeutet aus meiner Sicht, sich auf einen schwierigen, oft schwer zu durchschauenden und langwierigen Prozess einzulassen. Unter gelingender Veränderung ist nicht vordergründig Glück und Konfliktfreiheit zu verstehen, sondern sich schmerzlicher Begrenzungen und der latent problematischen inneren Antriebe und Strebungen bewusst zu bleiben, Ängsten und Projektionen keinen so großen Spielraum mehr einzuräumen und wachsamer zu sein sich selbst gegenüber, wenn es um die Haltungen und Handlungen geht, in denen der Umgang mit der Welt und anderen Menschen sich artikuliert und ausgestaltet.

Ich habe es als haltend und aufbauend erlebt, mit der Zeit zu erkennen und anzunehmen, wie ich unter den Begleitumständen des Lebens, das ich geführt habe, zu dem geworden bin, was ich heute bin, und dass sich dies nicht rückgängig machen lässt. Dieses So-Sein hat die menschliche Entwicklung, meine Lebensentwürfe und die Beziehungen zu anderen Menschen beeinflusst, und der Gedanke an große Teile ungelebten oder in eine falsche Richtung gelenkten Lebens löst immer wieder Perioden nachhaltiger Trauer aus. Der mühsame Prozess des Sich-selbst-Annehmens und das damit verbundene, oft sehr tiefe Bedauern über unwiederbringlich Verlorenes und über die Nachtseiten des eigenen Wesens wird mit dem Abschluss der Therapie nicht beendet sein. Vielmehr muss sich erweisen, ob der begonnene Weg auch allein fortgesetzt werden kann.

Aber trotz der Erkenntnis, dass vieles von dem, was ich einmal gewollt hatte, unwiederholbar verloren ist, hat das seelische Geschehen in den vergangenen Jahren in mir die

Überzeugung gefestigt, es könne auch im höheren Lebensalter noch gelingen, den Kern an menschlichen Möglichkeiten wieder freizulegen, der aus vielen Gründen verschüttet war und als verlässliche, identitätsstiftende Orientierung nicht mehr zur Verfügung stand.

Ich möchte diesen Bericht nicht beenden, ohne den Blick über meine eigene Person hinaus auf das weitere Umfeld zu richten. Haben sich unter dem Eindruck der analytischen Arbeit meine Vorstellungen vom Leben, von der menschlichen Entwicklung und von den Auswirkungen des letzten großen Krieges auf Individuum und Gesellschaft verändert, und wenn es so ist, in welche Richtung geht diese Veränderung?

Ich betrachte die eigene Vergangenheit und vergegenwärtige mir in diesem Zusammenhang noch einmal die autobiographischen und literarischen Texte zu den individuellen und gesellschaftlichen Folgen der beiden großen Kriege des vergangenen Jahrhunderts, die ich im Laufe der Jahre gelesen habe. Angesichts der Erfahrungen anderer, von denen ich auf diese Weise Kenntnis erhielt, und angesichts dessen, was mir meine eigenen Klärungsversuche und die Lenkung der damit verbundenen Arbeit durch den Analytiker vermittelt haben, frage ich mich oft, wie ich heute über das Aufwachsen des Menschen und sein Hineinwachsen in die Welt denke.

Es erscheint mir auf der einen Seite unabdingbar, Ursachen und Hintergründe für das Entstehen individueller seelischer Störungen zu kennen, um mit ihnen leben und umgehen zu können – obgleich auf der anderen Seite dieses biographische Wissen im späten Erwachsenenalter letztlich mehr auf Annahmen und Analogien hinsichtlich konfliktauslösender Faktoren in der Kindheit beruht als auf zweifelsfrei belegbaren Tatsachen.

Die erwähnten Texte nähern sich vielfach der ihnen zugrunde liegenden belastenden Biographie, indem sie daran festhalten, Geschehnissen in der Kindheit den unbedingten Vorrang einzuräumen – und sich auch später noch daran abzuarbeiten – gegenüber den nachhaltigen Einflüssen, die jene Züge eines Menschen auf sein gegenwärtiges Leben ausüben, aus denen sich das Bild dessen zusammensetzt, zu dem er im Laufe der Zeit geworden ist.

Die Autoren, die – unabhängig von wissenschaftlich orientierten Projekten zu den Beschädigungen der Kriegsgeneration – in den unmittelbar vergangenen Jahren dokumentarische Vergangenheitsberichte aus Interviews mit deutschen Kriegskindern publizierten und zu deuten versuchten, erscheinen oft so stark gefangen von der Anschaulichkeit und dem bedrückenden Detailreichtum des ihnen Erzählten, dass die notwendige Distanz verloren geht und übersehen wird, wie stark autobiographische Darstellungen gefärbt sind vom subjektiven Erleben und der Interpretation dessen, der erzählt. Auch dieser Text ist davon nicht ausgenommen.

Aus meiner Sicht hat dies jedoch wesentlich zu den Konflikten beigetragen, die sich in vielen Richtungen aus dem – berechtigten – Wunsch ergaben, auch das Leiden der deutschen Bevölkerung an den Folgen der beiden Weltkriege endlich zu sehen, zu untersuchen und auszusprechen.

Neben ihrem unbestreitbaren dokumentarischen Wert stellen autobiographische Berichte über familiäre und kriegsbedingte seelische Verletzungen eine wichtige Form der Verständigung mit sich selbst über Konflikte dar, deren Ursachen jedoch nicht immer so eindeutig zu benennen sind, wie es dem Erzählenden erscheinen mag. Es erscheint schwierig, von da aus ohne kundige Begleitung Wege in die Versöhnung zu finden, die dem Einzelnen helfen, die Vergangenheit hinter sich zu lassen und die Gegenwart mit Leben und Hoffnung zu füllen.

Mein Bemühen um Klärung der mich begleitenden Konflikte legen mir nahe, dass es im Erwachsenenalter nicht mehr in erster Linie die frühen Konflikte selbst und die mit ihnen verbundenen schmerzhaften Erfahrungen sind, die im späteren Leben immer wieder Leid verursachen und an Daseinsfreude und selbstbestimmtem Leben hindern. Vielmehr sind es deren verfestigte, gleichsam gefrorene Abbilder im seelischen Organismus und die sich daraus speisenden, in späteren Jahren so schwer aufzulösenden Erlebens- und Handlungsmuster.

Vielleicht neigen wir aber auch dazu, das eigene Geworden-Sein so unbeirrbar und so ausschließlich an Ursachen aus weit zurückliegenden Perioden der Entwicklung festzumachen – am Krieg, an Müttern, Vätern, der Außenwelt –, weil nur dies Sicherheit zu verheißen und zu verhindern scheint, dass wir uns vor uns selbst, den Projektionen und destruktiven Neigungen fürchten müssen. Der Einfluss vergehender Zeit, ihre verändernde, vielfach relativierende Wirkung auf das individuelle Erleben und seine seelischen Voraussetzungen bleiben ausgeblendet. Aber der nachtragende Blick auf andere, die an dem, was wir als Unglück empfinden, vermeintlich eine Schuld tragen, bindet seelische Kräfte, die zur Veränderung zur Verfügung stünden, wenn sie auf uns selbst und die gegenwärtige innere Verfassung gerichtet würden.

Die Versuchung resignativen Rückzugs in die Erinnerung, die Fluchten in kaum überprüfbare Bilder des Vergangenen, die von der Wirklichkeit ablenken, werden stets jene Antriebe lähmen, die zwischen Illusion und Resignation einen dritten Weg zu gehen versuchen: sich der fortdauernden, jedoch nur in seltenen Augenblicken des Glücks eingelösten Sehnsucht nach Heimat bewusst zu bleiben und inmitten einer unübersichtlichen, oft enttäuschenden Wirklichkeit ein unbeirrbares

Verlangen nach bewohnbaren Räumen zu bewahren, das den unüberbrückbar erscheinenden Abstand zwischen Erinnertem und heutiger Wirklichkeit überwinden hilft, in dem es beides nebeneinander bestehen lässt, relativierbar nur durch die vergehende Zeit und die darin sich vollziehenden Veränderungen. Wo dies gelänge, wäre der Blick zurück nicht mehr nur Zuflucht zu einer als glücklich phantasierten Kindheit oder quälende Wiederholung einstiger Verwundungen, sondern lebensgeschichtliche Quelle, aus der Abschied möglich wird und Zuversicht in die Gegenwart entstünde, ohne zu entwerten und preiszugeben, was das Leben geprägt hat. Es schärfte sich zugleich der Blick für das Unabgeschlossene, stets Offene allen Verstehens.

Im Verlaufe der analytischen Arbeit hat sich in mir ein weniger einseitiges und begrenztes Bild menschlicher Existenz und ihrer Gefährdungen entwickelt, als ich es zu Beginn in mir vorfand. Es speist sich nicht mehr allein aus der eigenen Biographie und aus der Erinnerung an krankmachende Erfahrungen, an denen ich festhielt, solange klärende, die Erinnerung an frühe Verluste lindernde Erfahrungen und ein wachsendes Bewusstsein für die eigenen Kräfte nicht zur Verfügung standen. Nicht mehr so eng und so schmerzlich an die Erinnerung an reale Personen der frühen Lebenszeit und ihre Fehler und Versäumnisse gebunden, beziehen meine Vorstellungen menschlichen Daseins sich heute stärker auf die Gestalt des Lebens selbst: Von Anbeginn des Lebens sind Menschen vielfältigen, intensiven, oft zufälligen Einflüssen ausgesetzt, die sie verstehen lernen, denen sie standhalten, deren Bedeutung und Wirkung sie verarbeiten und annehmen oder abweisen müssen. Jeder Einzelne und jede gesellschaftliche Gruppe um die eigene isolierte Existenz befindet sich in der gleichen Lage und unterliegt in seiner Lebensführung und -gestaltung diesem unerbittlichen Postulat. Sich dieser

Einsicht zu stellen und angemessen auf sie zu antworten, verlangt vom Einzelnen ein Ausmaß an seelischer Gesundheit, Stabilität, an Fähigkeit zu Überblick, Unterscheidungs- und Entscheidungsfähigkeit, über das nicht sehr viele Menschen verfügen, denn die Entwicklungsprozesse in der Kindheit, in der die Grundlagen für diese Eigenschaften gelegt werden, sind störbar und zerbrechlich. Dennoch rechtfertigt die Erkenntnis, dass in diesen besonders anfälligen Stadien frühkindlicher Entfaltung in der Erziehung Fehler gemacht wurden, nicht jene blinden Schuldzuweisungen, die auch später noch an die Eltern und andere wichtige Bezugspersonen gerichtet werden, um uns selbst zu entlasten. Denn auch sie sind angesichts der Störbarkeit menschlicher Entwicklungsbedingungen oft in vielfacher Hinsicht von Kindheit an beeinträchtigt.

Ein Leben lang stehen Menschen im Zentrum dessen, was Erikson mit Blick auf die menschliche Geschichte einen »gigantischen Stoffwechselvorgang aus individuellen Lebensabläufen« (Erikson, 1950/1979, S. 12) nannte, die – so möchte man ergänzen – sich unaufhörlich gegenseitig beeinflussen, lenken, fördern und eben häufig auch stören, mit oft schwerwiegenden Folgen für den Einzelnen und für die Gesellschaft. Es ist kein leichtes Unterfangen, angesichts dessen ein starkes Ich zu entwickeln, das solche Einflüsse und die damit verbundenen irritierenden Empfindungen so weit von sich weghalten kann, dass sie ruhig betrachtet, beurteilt und angenommen oder zurückgewiesen werden können, und das zu einer Wahrnehmung der Erscheinungen fähig bleibt, wie sie – in uns und außerhalb von uns – sind und nicht, wie wir sie haben möchten.

Hier erlebe ich die analytisch ausgerichtete therapeutische Arbeit als ein bestechend wirksames Verfahren, zu einer klaren, vielleicht auch furchtloseren Eigen- und Fremdwahrnehmung zu gelangen. Es mag dann mit der Zeit gelingen, immer deutlicher die Mechanismen zu erkennen und sie zu verändern – oder wenigstens besser zu handhaben –, die an realitätsnaher Wahrnehmung hindern und überdies die Spaltungsvorgänge begünstigen, die zu den selektiven, von wirklichkeitsfernen Vorstellungen beeinflussten Wahrnehmungsweisen führen, mit denen wir uns zu schützen suchen.

Diese Einsicht – und das Bewusstsein, wie schwer es ist, festgefahrene Vorstellungen und Einstellungen zu verändern und wie viel dauerndes und ernsthaftes Bemühen diese Veränderung verlangt – verdanke ich der Arbeit an den eigenen seelischen Deformationen, eingebettet in eine verlässlich tragende, mich nie unter Zeit- und Leistungsdruck setzende menschliche Beziehung. Dies und der Verzicht auf moralische Bewertung problematischer Wesenszüge in den Augenblicken ihrer ruhigen Betrachtung und Analyse haben es mir erlaubt, mich vor allem den Nachtseiten in mir zuzuwenden, ihre verhängnisvollen Wirkungen auf das eigene Leben und die menschlichen Beziehungen zu erkennen und aus der Sehnsucht nach einer anderen Existenz Kraft und Mut für den Versuch zu ziehen, auch weiterhin an Veränderung zu arbeiten, soweit mein eigenes *Geworden-Sein* es noch zulässt.

Literatur

Benjamin, J. (1996). Phantasie und Geschlecht. Psychoanalytische Studien über Idealisierung, Anerkennung und Differenz. Frankfurt a. M.: Fischer Taschenbuch Verlag.

Erikson, E. H. (1975/1977). Lebensgeschichte und historischer Augenblick. Frankfurt a. M.: Suhrkamp.

Erikson, E. H. (1950/1979). Kindheit und Gesellschaft (7. Aufl.). Stuttgart: Klett-Cotta.

Erikson, E. H. (1982/1988). Der vollständige Lebenszyklus. Frankfurt a. M.: Suhrkamp.

Hemmer, K. (2007). Tod und Lebenssinn. In U. Lehmkuhl, H. Sasse, P. Wahl (Hrsg.), Wozu leben wir? Sinnfragen und Werte heute (S. 90–110). Göttingen: Vandenhoeck & Ruprecht.

Jaccottet, P. (1992). Landschaften mit abwesenden Figuren. Stuttgart: Klett-Cotta.

Rodi, F. (1990). Erkenntnis des Erkannten. Zur Hermeneutik des 19. und 20. Jahrhunderts. Frankfurt a. M.: Suhrkamp.

Steiner, G. (1990). Von realer Gegenwart. Hat unser Sprechen Inhalt? München: Hanser.